DR. LUIZ SEVERO
NEUROCIRURGIÃO E MÉDICO DA DOR

VOCÊ NÃO PRECISA SENTIR DOR

Literare Books
INTERNATIONAL
BRASIL · EUROPA · USA · JAPÃO

Presidente do conselho:
Maurício Sita

Presidente:
Alessandra Ksenhuck

Vice-presidentes:
Cláudia Pires e Julyana Rosa

Diretora de projetos:
Gleide Santos

Coordenadora editorial:
Amanda Moura

Assistentes editoriais:
Júlia Almeida e Lui Navarro

Foto da capa:
Rennan Melo de Oliveira

Design de capa, projeto gráfico e diagramação:
Gabriel Uchima

Revisão:
Ivani Rezende e Luísa Bérgami

Impressão:
Printi

Dados Internacionais de Catalogação na Publicação (CIP)
(Câmara Brasileira do Livro, SP, Brasil)

Severo, Luiz
Você não precisa sentir dor / Luiz Severo. -- 1. ed. -- São Paulo : Literare Books International, 2024.

ISBN 978-65-5922-917-8

1. Dor crônica 2. Dores 3. Médico e paciente I. Título.

24-220789 CDD-616.0472

Índices para catálogo sistemático:

1. Dor : Diagnóstico e tratamento : Medicina 616.0472

Tábata Alves da Silva - Bibliotecária - CRB-8/9253

Literare Books International.
Alameda dos Guatás, 102 – Saúde – São Paulo, SP.
CEP 04053-040
Fone: +55 (0**11) 2659-0968
Site: www.literarebooks.com.br
E-mail: literare@literarebooks.com.br

MISTO
Papel | Apoiando o manejo florestal responsável
FSC® C196274

DEDICATÓRIA

A Deus, pois, sem Ele, nada seria possível.

À minha mãe (homenagem póstuma) Luciene, que, mesmo de longe, me dá a força e o amor necessários para seguir adiante.

Ao meu pai, Luiz Severo, e minha irmã, Fátima Mara, que me ensinaram o valor da empatia e da perseverança, sempre me apoiando incondicionalmente e que estão ao meu lado em cada passo desta jornada.

Aos meus amigos, que, com suas palavras de encorajamento e compreensão, me ajudaram a encontrar o equilíbrio entre a vida pessoal e profissional. Vocês foram meu refúgio e inspiração nos momentos mais desafiadores.

Aos grandes colegas de trabalho e parceiros da rotina neurocirúrgica e medicina da dor, dentro dos consultórios e centro cirúrgico, que dividem comigo sucessos e desafios, dúvidas e certezas. A toda equipe multidisciplinar que, cuidadosamente, atua junto em uma jornada contra a dor.

Aos meus professores e mentores, que, com sua sabedoria e orientação, moldaram meu caminho na medicina. Suas lições e exemplos são pilares fundamentais em minha prática e ética profissional.

E, acima de tudo, aos meus pacientes, que enfrentam a dor crônica com uma coragem inigualável. Vocês são a verdadeira razão deste livro. Obrigado por confiarem em mim, por compartilharem suas histórias e por me ensinarem diariamente o valor da resiliência e da esperança. Este livro é para vocês e por vocês, que me inspiram a cada dia a buscar melhores soluções e a nunca desistir de proporcionar alívio e conforto.

Com gratidão e respeito,

Luiz Severo

INTRODUÇÃO: ENTENDA O MUNDO DA DOR

Por Dr. Luiz Severo*

A dor é uma experiência universal e complexa, uma sensação que todos nós experimentamos em algum momento de nossas vidas. Mas o que realmente é a dor? Como esse conceito tem sido compreendido ao longo das eras? Neste livro, vamos mergulhar na história e na evolução do entendimento da dor, desde os primórdios da humanidade até os avanços científicos modernos. Começaremos este mergulho tentando explicar o que é dor.

No vasto universo das sensações humanas, a dor é uma experiência única. Ela pode nos alertar para perigos imediatos, como uma queimadura ao tocar em algo quente, ou nos recordar de lesões passadas que deixaram marcas em nosso corpo e mente. Essa experiência de dor imediata chamaremos

* Neurocirurgião e médico da dor, com mais de dez anos de experiência e mais de dez mil pacientes atendidos.

de dor aguda, uma dor de defesa, uma dor que nos auxilia na manutenção da vida, que nos avisa que algo perigoso pode estar acontecendo. Na maioria das vezes, é autolimitada. Mas existem pacientes que experimentam essa dor de maneira mais persistente, contínua, que não passa... Para esse tipo de dor, chamaremos de dor crônica.

"Para você entender ainda melhor: a dor aguda é como um grito do corpo, um sinal de alerta que nos diz que algo está errado."

Ela é geralmente causada por uma lesão, cirurgia ou doença recente e tem duração limitada. Por exemplo, se você cortar o dedo com uma faca, sentirá uma dor aguda e intensa imediatamente. Essa dor tem um propósito claro: proteger o corpo e promover a cicatrização.

"Já a dor crônica é como uma sombra persistente que acompanha muitas pessoas por longos períodos."

Ela pode surgir de condições como artrite, fibromialgia, lesões nervosas ou até mesmo se manifestar sem uma causa clara. A característica principal da dor crônica é sua persistência por semanas, meses ou até anos, afetando não apenas o corpo, mas também o bem-estar emocional e mental do indivíduo.

É essencial compreender as diferenças entre dor aguda e dor crônica para um manejo eficaz. A dor aguda é muitas vezes um sintoma de curto prazo, indicando que algo precisa de atenção imediata. Por outro lado, a dor crônica é mais complexa e pode exigir abordagens multidisciplinares para seu tratamento.

O diagnóstico preciso é o primeiro passo para o tratamento adequado da dor, seja aguda ou crônica. Os profissionais de saúde utilizam uma variedade de métodos, incluindo exames clínicos, imagens e histórico médico do paciente para identificar a causa da dor. O tratamento pode envolver uma combinação de medicamentos, terapias físicas, intervenções não farmacológicas e suporte psicológico.

A dor crônica pode ter impacto significativo na qualidade de vida de um indivíduo. Ela pode interferir nas atividades diárias, sono, humor, relacionamentos e até mesmo na capacidade de trabalhar. É importante abordar não apenas a dor física, mas também o impacto emocional e psicológico que a dor crônica pode causar.

Além dos tratamentos convencionais, muitas pessoas encontram alívio na integração de abordagens holísticas como meditação, acupuntura, ioga, terapia cognitivo-comportamental e mudanças no estilo de vida. Essas abordagens podem complementar os cuidados médicos tradicionais e ajudar no manejo da dor crônica a longo prazo.

Outra diferença entre dor aguda e dor crônica reside em sua natureza e duração. Enquanto a dor aguda é um sinal temporário de lesão ou doença recente, a dor crônica é um desafio contínuo que requer uma abordagem abrangente e integrativa.

"Com diagnóstico adequado, tratamento personalizado e apoio contínuo, é possível encontrar alívio e melhorar a qualidade de vida daqueles que vivem com dor crônica."

No decorrer da história humana, o conceito de dor e o porquê dela existir foi explicado de várias maneiras. Por exemplo: nas eras egípcia e chinesa antigas ou antes de Cristo, tínhamos a concepção de dor como um suplício, uma aflição que acontecia por algo demoníaco que levava à possessão; na era medieval, sob a influência da Igreja, a dor era entendida como uma forma de punição do divino.

"Com o avanço científico, no século XIX já se entendia a anatomia da dor como um processamento, um caminho dentro do nosso cérebro pelo qual se percebia a dor... Esse foi o princípio da revolução da medicina da dor."

No século XX, a neurociência reforçou conceitos científicos sólidos sobre o que seria uma dor crônica, ainda que existisse e ainda exista o desafio de conseguir modulá-la no paciente, com objetivo de amenizar os sintomas e melhorar sua qualidade de vida.

Quando se observa pinturas clássicas que retratavam o cotidiano de uma época ou mesmo artefatos antigos, era comum perceber instrumentos rudimentares de trepanação do crânio ou mesmo pessoas com cabeças perfuradas no período pré-histórico. A trepanação do crânio era uma técnica usada em tempos remotos com o objetivo de aliviar a pressão na cabeça de uma pessoa possuída por demônio. Acreditava-se que, ao perfurar o crânio, o espírito deixaria o corpo do indivíduo.

Em escavações por diversas partes do mundo, arqueólogos encontraram marcas de trepanação em vários crânios, sugerindo que a prática era bastante difundida. Para se ter uma ideia, a mais antiga data de 7.000 a.C. Os motivos exatos para a trepanação são desconhecidos, mas uma das explicações seria para tratar dores de cabeça severas, convulsões e outras condições neurológicas, além de supostas influências espirituais malignas.

No Antigo Egito e na Roma Antiga, a dor era frequentemente tratada com métodos que podem parecer estranhos aos olhos modernos. Por exemplo, os antigos egípcios utilizavam descargas elétricas de peixes-elétricos, como o peixe-gato do Nilo, para tratar diversas condições dolorosas. Os romanos também adotavam essa técnica, utilizando a raia-torpedo elétrica para aliviar dores de cabeça e gota. Essas práticas representavam uma forma inicial de eletroterapia, uma técnica que evoluiria significativamente nos séculos seguintes.

Esse processo mostra que, diante da dor crônica, ao ser utilizado outro estímulo não doloroso, como um estímulo elétrico ou magnético, o cérebro deixa de perceber a dor anterior, melhorando o quadro. É o mesmo princípio da acupuntura ou da massagem, por exemplo. Já percebeu que, quando você faz uma massagem na região dolorida, a dor melhora?

Durante a Idade Média, a dor era interpretada por um prisma espiritual, já que a Igreja Católica desempenhou papel central na compreensão e no tratamento da dor. A dor era vista como um teste de fé ou uma punição divina. Os tratamentos médicos muitas vezes envolviam orações, penitências e o uso de relíquias sagradas.

No entanto, a Igreja também contribuiu para a preservação e transmissão do conhecimento médico antigo. Os mosteiros serviram como centros de aprendizado, no qual os manuscritos antigos eram copiados e estudados. Esse conhecimento eventualmente preparou o terreno para o Renascimento e a subsequente Revolução Científica.

O Renascimento marcou uma mudança significativa na maneira como a dor era entendida e tratada. A redescoberta dos textos médicos da Grécia e Roma antigas, juntamente com a observação e a dissecação do corpo humano, levou a avanços substanciais na anatomia e fisiologia. Médicos como Andreas Vesalius desafiaram as antigas noções e promoveram um entendimento mais baseado na observação direta e na experimentação.

Durante os séculos XVII e XVIII, a dor começou a ser entendida de maneira mais científica. René Descartes, filósofo francês, propôs a ideia de que a dor era transmitida ao cérebro pelos nervos, semelhante ao movimento de uma corda de sino. Essa teoria mecanicista influenciou grandemente a medicina ocidental, abrindo caminho para a exploração científica da dor.

Na era moderna, com os avanços da medicina e da neurociência, começou-se a compreender que existem áreas do cérebro responsáveis pela percepção da dor e pela transmissão do sofrimento. Sistemas interconectados por cabos e fiações garantiam a comunicação por todo o corpo. Tratos que caminham desde o finalzinho da medula até o cérebro, conectando tecidos musculares, nervos periféricos e a pele.

Existem áreas específicas do cérebro e da medula que processam a dor e os nervos que a transmitem. Esse caminho da dor foi entendido e passou a ser alvo dos tratamentos.

Quando o paciente tem dor crônica, esse processamento da dor está hiperativado e hiperestimulado, gerando *modus operandi* hiperativo de transmissão dolorosa.

"O paciente com dor crônica tem um cérebro acostumado a ter dor, e precisamos desenhar estratégias para mudar essa condição memorizada e enraizada no cérebro."

Isso causa uma hiperatividade, uma facilitação da percepção de dor, trazendo mais sofrimento. Mas também gera alterações em outras áreas, como as hiperativas (trabalhando mais) e as hipoativas (trabalhando menos).

Áreas como o lobo frontal, especialmente a área pré-frontal, ficam inibidas. Então, a pessoa fica apática, sem vontade de levantar da cama ou mesmo de viver por conta dessa dor. No paciente com dor crônica, a área do tronco cerebral fica inibida, gerando fadiga. A área da memória, chamada *hipocampo*, se reduz, levando à perda cognitiva, perda de memória e dificuldade em se concentrar ou memorizar coisas simples.

O paciente com dor crônica tem diversas alterações no controle do sono, resultando em insônia e fadiga crônica. Além disso, o sistema límbico está alterado, com menor concentração de neurotransmissores como dopamina e serotonina, o que aumenta a depressão e a ansiedade. Tem paciente que chora, que sofre, que tem ação suicida. É comum, com comorbidades associadas à dor crônica, pacientes apresentarem distúrbios psiquiátricos.

Cada vez mais é necessário desenvolver um entendimento dessa maquinaria complexa. Entender quais fatores genéticos, neuroplasticidade e influências psicossociais colaboram na percepção e na resposta ao tratamento dos pacientes. Por isso, existe esperança no tratamento.

"Você não precisa sentir dor."

Entendendo essa maquinaria da dor, os alvos do tratamento são compreendidos. Tratamentos medicamentosos cada vez mais avançados, assim como opções não medicamentosas e tecnologias que auxiliam na jornada contra a dor, têm sido uma luz no fim do túnel. Te convido a seguir cada capítulo deste livro, que foi desenhado para te dar conhecimentos fundamentais junto ao seu processo de cura e alívio da dor.

SUMÁRIO

CALMA, VOCÊ NÃO ESTÁ SÓ

1

Os números de pacientes com dor aumentam no Brasil e no mundo. Porém, você não está sozinho nessa luta. Juntos, podemos encontrar maneiras de aliviar a dor e melhorar sua qualidade de vida.

A dor é uma experiência universal, uma linguagem que todos nós entendemos, independentemente de onde vivemos ou qual é nossa história. No entanto, algo que está se tornando cada vez mais evidente é que o número de pessoas vivendo com dor está aumentando significativamente, não apenas no Brasil, mas em todo o mundo.

Se você está lidando com a dor, saiba que não está sozinho. Neste capítulo, vamos explorar o panorama da dor no Brasil e no mundo, discutindo as razões por trás desse aumento e como lidar com essa realidade.

A dor é uma das principais razões pelas quais as pessoas procuram ajuda médica. Seja dor aguda, após uma lesão ou cirurgia, ou dor crônica, que persiste por semanas, meses ou anos, ambas podem ter impacto significativo na qualidade de vida e no bem-estar físico e emocional. Infelizmente, o número de pessoas afetadas pela dor está crescendo exponencialmente.

"Saiba que vários fatores ou causas estão contribuindo para o aumento no número de pacientes com dor."

O envelhecimento da população é um dos principais impulsionadores desse fenômeno. Com o aumento da expectativa de vida, mais pessoas estão vivenciando condições de saúde crônicas que podem estar associadas à dor como artrite, neuropatia (inflamação crônica específica de nervos) e doenças degenerativas da coluna vertebral.

Além disso, mudanças no estilo de vida, como sedentarismo, má alimentação e aumento do estresse, também estão contribuindo para a prevalência da dor. O uso indevido de analgésicos e a falta de acesso a tratamentos adequados também são desafios enfrentados por muitos pacientes com dor.

O impacto da dor vai além do aspecto pessoal, também tem um custo significativo para a sociedade em geral. O absenteísmo no trabalho (quantas vezes você não deixa de ir trabalhar por conta da dor?), os gastos com tratamentos médicos e o impacto na produtividade são apenas algumas das maneiras pelas quais a dor afeta a economia e o sistema de saúde.

"Estudos revelam que pessoas que vivem com enxaqueca, por exemplo, perdem até 17 dias em um mês por conta das dores de cabeça e representam gastos de mais de 60 milhões de reais ao sistema público."

Para aqueles que vivem com dor, é importante buscar ajuda e apoio. Existem muitas opções de tratamento disponíveis, desde medicamentos e terapias físicas até abordagens alternativas como acupuntura e meditação. O gerenciamento da dor também envolve mudanças no estilo de vida, como a prática regular de exercícios, alimentação saudável e estratégias para reduzir o estresse.

Além disso, é crucial que exista um esforço contínuo para aumentar a conscientização sobre a dor e promover o acesso a cuidados de qualidade. Isso inclui educação sobre o uso seguro de analgésicos, programas de prevenção de lesões e políticas de saúde que priorizem o tratamento da dor como uma questão de saúde pública.

"Embora o aumento no número de pacientes com dor possa parecer assustador, é importante lembrar que não estamos sozinhos nesta jornada. Com o apoio da comunidade médica, familiares, amigos e recursos disponíveis, podemos enfrentar os desafios da dor e trabalhar para melhorar a qualidade de vida de todos aqueles que vivem com essa condição."

Dados da IASP (International Association for the Study of Pain – Associação Internacional do Estudo da Dor), com a OMS, Organização Mundial de Saúde, descrevem a alta prevalência de dor crônica. E, entre as principais causas, sem dúvida, 55% estão associadas a problemas na coluna e 30% a doenças articulares e dor no pescoço. Outras condições como cefaleias, enxaquecas e fibromialgia também são prevalentes e estão muito associadas. Ao se mencionar estudos sobre a prevalência de dor crônica, até 10% da população mundial sofre com essa condição.

Na América Latina, entre dez a 15% dos pacientes que sofrem de dor crônica, apresentam uma incapacidade que traz limitações voltadas à mobilidade, impedindo que se viva adequadamente. Essa incapacidade também pode estar associada ao autocuidado, dificultando que a pessoa consiga, por exemplo, se levantar para tomar o próprio banho ou realizar atividades cotidianas como escovar os dentes e fazer a própria comida.

"Ciente desses números assustadores, questiona-se: Como melhorar a experiência e a jornada do paciente que sofre de dor crônica? Minha busca ativa por conhecimento e atualização é uma das ferramentas. Este livro também."

É necessário entender que o componente da dor tem uma faceta muito complexa, a do julgamento. Dor é uma sensação, uma experiência que precisa ser valorizada em cada momento do dia, e não minimizada sem um tratamento adequado. Por exemplo, uma pessoa com enxaqueca pode não comentar com a família sobre o problema por receio da crítica ou do julgamento ("Lá vai a mulher da enxaqueca!"). Assim também acontece com dor nas costas e na lombar, mesmo fazendo vários tratamentos para amenizar o problema. Você se reconhece nesse grupo?

"A jornada do paciente, infelizmente, é muito penosa e precária no nosso país, por conta da baixa qualificação associada ao tratamento especializado avançado nesses casos. Ainda existem poucos médicos da dor especialistas, o que interfere no olhar integral e humano sobre essa condição."

Por que será que o número de pacientes com dor crônica só aumenta? Estamos falando aqui de pacientes cada vez mais obesos, cada vez mais sedentários, de mulheres tendo maior fator de risco para dor crônica devido aos hormônios sexuais, por exemplo. Estamos falando de pacientes que têm doenças crônicas, como hipertensão e diabetes, que evoluem para polineuropatia diabética/isquêmica nos membros inferiores, sentindo dor e ardor nos pés. Estamos falando de pacientes que têm câncer e sobreviveram, mas ficam com sequelas da doença ou do tratamento.

Há também as pessoas que sofrem de dor de cabeça todo dia por abuso medicamentoso, viciadas no uso excessivo de analgésicos "simples", vendidos nos balcões da farmácia. De mulheres com dor pélvica associada ao ato sexual ou à menstruação, que acreditam ser normal e, por isso, persistem, o que acaba por incapacitar cada vez mais.

É preciso entender que você não está só nessa jornada. Existe um time de profissionais que está assumindo a responsabilidade nesse processo de saúde.

"Tratar a dor crônica não é uma corrida de cem metros, e sim uma maratona. E faremos esta jornada juntos."

Você está pronto para uma imersão no mundo da dor? Para entender causas e consequências? Para ser educado e educar? Decidir por um comportamento que não seja aquele vicioso e doloroso, dentro de um complexo de dor crônica incapacitante?

É fundamental entender que, mesmo sem querer, você toma decisões e mantém hábitos que sabotam seus resultados. Você está pronto para ser um agente ativo nesse processo de cura e de alívio do sofrimento? É sobre isso que vamos tratar.

Dor é uma sensação subjetiva, sensorial, das vias dolorosas. A intensidade e a incapacidade que a dor traz mostram a gravidade do problema, que cresce cada vez mais. E meu objetivo com este livro, é aliviar esse sofrimento.

O QUE É DOR?

2

Dor é muito mais do que um número.
E você é muito mais do que
um rótulo de uma doença ou
uma categorização do CID.

DEFINIÇÃO DE DOR

A dor é uma experiência sensorial subjetiva e emocional desagradável, associada a um dano real ou potencial aos tecidos, ou descrita em termos de tal dano. Essa definição, proposta pela Associação Internacional para o Estudo da Dor (IASP), destaca dois aspectos essenciais da dor: seu componente sensorial e seu componente emocional.

Observe que a dor que você sente pode vir tanto de uma lesão em uma estrutura ou, mesmo sem lesão alguma, haver bastante dor. Isto porque a dor apresenta um componente amplo na sua definição e na sua experiência. Pacientes podem experimentar mais ou menos dor sendo influenciados pelo grau de ansiedade, pela forma como se movimentam ou pelas escolhas do estilo de vida que carregam. Essa experiência desagradável possui componentes sensoriais, físicos, emocionais e culturais.

Neste capítulo, vamos explorar as diversas facetas que influenciam na dor. Fique atento para identificar, na sua experiência de dor, os gatilhos ou fatores. E, assim, poderemos estabelecer as melhores estratégias ao longo do tratamento.

- **Aspecto físico:** a dor física é frequentemente o primeiro sinal de que algo está errado no corpo. Pode ser aguda, como a dor resultante de uma lesão, ou crônica, quando persiste por mais de três meses. A dor crônica pode ser causada por uma variedade de condições como artrite, neuropatia, fibromialgia e outras doenças crônicas.
- **Aspecto emocional:** a experiência da dor está intimamente ligada ao estado emocional do indivíduo. A dor crônica,

em particular, pode levar a sentimentos de desesperança, ansiedade e depressão. Esses estados emocionais, por sua vez, podem intensificar a percepção da dor, criando um ciclo vicioso que dificulta o manejo eficaz da dor.

- **Aspecto social:** a dor pode afetar as relações sociais e a capacidade do indivíduo de participar de atividades cotidianas. A dor crônica pode levar ao isolamento social, à redução da produtividade no trabalho e a dificuldades nas relações familiares e sociais. O apoio social é fundamental para o manejo da dor, oferecendo conforto emocional e praticidade no dia a dia.
- **Aspecto cultural:** a percepção e a expressão da dor podem variar significativamente entre diferentes culturas. As crenças culturais e religiosas influenciam a maneira como os indivíduos interpretam e respondem à dor. Em algumas culturas, a expressão da dor pode ser mais contida, enquanto em outras pode ser mais aberta e expressiva. Essas diferenças culturais devem ser consideradas no diagnóstico e no tratamento da dor.
- **Aspecto econômico:** a dor crônica tem impacto econômico substancial, tanto para os indivíduos quanto para a sociedade. Os custos diretos incluem gastos com tratamentos médicos, medicamentos e terapias. Os custos indiretos incluem perda de produtividade, absenteísmo no trabalho e aposentadoria precoce.
- **Aspecto ético:** o manejo da dor também envolve considerações éticas, como o direito do paciente a um

tratamento adequado e a importância de evitar tratamentos que possam causar dependência ou outros efeitos adversos. Profissionais de saúde devem equilibrar a necessidade de aliviar a dor com a responsabilidade de fornecer tratamentos seguros e eficazes.

"A dor aguda é um sintoma. A dor crônica é uma doença."

A dor aguda tem um significado e uma localização. Faz parte de um conjunto de outros sintomas que, juntos, geram uma síndrome. Por exemplo: uma pessoa que tem dor abdominal, na barriga, embaixo da barriga, perto do umbigo, no lado direito, associada com náusea, vômito e febre sugere diagnóstico de apendicite. Outro caso: a pessoa cortou o braço e está com uma dor localizada na região, o que está gerando limitação de movimento, com inchaço e vermelhidão. Existem, nesse caso, características de inflamação pelo inchaço, edema, vermelhidão e dificuldade de movimentação, o que caracteriza um diagnóstico de dor pós-traumática aguda, contusão muscular ou até fratura de membro.

A dor aguda é um sintoma que faz parte de um conjunto de outros sintomas, gerando a doença. O trabalho do médico é investigar o que está causando a dor e aliviar os sintomas com analgésicos. Por isso, é comum o uso do anti-inflamatório como a dipirona e o paracetamol para tratar o sintoma da dor aguda.

No entanto, no caso da dor crônica, o paciente passa mais de três meses com a sintomatologia da dor, ou seja, com sofrimento, inflamação, alteração em determinado órgão ou em determinado tecido, sendo transmitida ao cérebro. Nesse tipo de dor, existe um maquinário disfuncional, um cérebro acostumado a transmitir a percepção de dor. O tratamento é entender o que causou isso e tratar o maquinário desproporcionalmente alterado. Em pacientes com dor crônica, há uma facilitação do impulso nervoso de transmissão da dor. A causa da dor pode até não estar mais lá, mas ela continua a persistir, mesmo que a doença inicial que a causou já não exista.

"A persistência do estado doloroso crônico faz com que o maquinário cerebral crie uma condição de persistência, de repetição, um hábito, uma habituação da transmissão, e isso faz com que a dor seja transmitida de forma mais intensa. A dor crônica é uma condição médica reconhecida que persiste por mais de três meses e pode ter impacto significativo na qualidade de vida."

Em 2019, a dor crônica foi oficialmente classificada como uma doença pela Organização Mundial da Saúde (OMS) e recebeu um Código Internacional de Doenças (CID-11). Em breve, esse código começará a ser utilizado no Brasil.

A dor crônica pode ser classificada em duas grandes categorias:

- **Crônica primária:** quando a dor é a principal condição e não pode ser atribuída a outra doença. Exemplos incluem fibromialgia, síndrome de dor complexa regional e enxaqueca.

- **Crônica secundária:** quando a dor é um sintoma de outra condição subjacente, como artrite, câncer ou neuropatia diabética.

Imagine uma pessoa que tem dor de cabeça, com enjoo e vômitos, que piora com a luz e com o barulho (foto e fonofobia), começa no lado direito e vai para o lado esquerdo da cabeça, que provoca a visualização de pontinhos brancos ou pretos na vista. Uma dor incapacitante, que piora no período menstrual e com atividade física; iniciada desde a adolescência, não tratada adequadamente, e sobre a qual os sintomas continuam por semanas, meses, anos. O cérebro foi exposto tantas vezes à percepção da dor que pequenas coisas, que não deveriam causar mais dores de cabeça, causarão: o cheiro de uma comida, o ato de comer algo que piora a dor, o barulho, o choro de uma criança, desencadeando e abalando ainda mais a dor.

Por que isso acontece? Nosso cérebro foi continuamente estimulado a transmitir essa informação, dor na cabeça, que outros sentidos e mecanismos que não deveriam estar transmitindo dor, agora seguem o mesmo caminho dela, gerando a crise de enxaqueca. Pelo mesmo motivo, ocorrem dores na região lombar, que afetam 90% da população, gerando sofrimento e medo.

Muitas vezes, a dor era muscular e deveria ter melhorado com tratamento, mas persiste, e o paciente é tratado de forma inadequada. São feitas orientações que geram cada vez mais sofrimento, desequilíbrio da coluna, câibra, contratura muscular e mais dor. O paciente com dor na região lombar estabelece um modo de operação doloroso, tem medo de se mover e gerar dor, tem medo de se movimentar e contrair mais a coluna. Nesse momento, ele tem uma condição chamada cinesiofobia (medo de se movimentar). Ele fica mais hipervigilante, contrai mais os músculos, e isso vai causando cada vez mais dor. É um estado doloroso, persistente e repetitivo que estimula mais dor.

A dor crônica afeta significativamente a qualidade de vida dos indivíduos, incluindo:

- **Limitações funcionais:** dificuldade em realizar atividades diárias e tarefas ocupacionais.
- **Impacto emocional:** maior incidência de depressão, ansiedade e distúrbios do sono.
- **Isolamento social:** redução na participação em atividades sociais e recreativas.

ENTENDA DE UMA VEZ POR TODAS A DIFERENÇA ENTRE DOR AGUDA E DOR CRÔNICA

3

A dor pode ser um visitante persistente e inconveniente, mas a determinação em viver uma vida plena é mais poderosa. Estarei junto a você nessa jornada.

A dor aguda pode ser considerada o grito do corpo. É um sinal de alerta que nos diz que algo está errado. Geralmente, é causada por uma lesão, cirurgia, doença recente e tem duração limitada. Por exemplo, se cortar o dedo com uma faca, sentirá uma dor aguda, intensa e imediata. Essa dor tem um propósito claro, proteger seu corpo.

A dor crônica pode ser vista como uma sombra persistente, que acompanha muitas pessoas por longos períodos; às vezes, pelo resto da vida. Pode surgir de condições como artrite, fibromialgia, lesões nervosas ou mesmo de causa obscura. A principal característica da dor crônica é a persistência por semanas, meses e até anos, afetando não só o corpo, mas também o bem-estar emocional e mental da pessoa.

Neste capítulo, você entenderá a real diferença entre a dor aguda e a dor crônica, e também irá aprender que os tratamentos são bastante diferentes.

É importante ter em mente que o paciente com dor crônica tem dor, mas, além da dor, vivencia outras manifestações, uma vez que o cérebro está sendo bombardeado com informações e transmissão de dor por tanto tempo que entra em disfunção. É uma nova modalidade do operador, em que o cérebro, área responsável pela dor, pela memória, pelos movimentos, pela força e pela fadiga, entra em exaustão.

O paciente com dor crônica não tem só dor, tem perda de memória cognitiva, esquecimento e diminuição de desempenho. O paciente com dor não tem só dor, terá perda de motivação e quadros como depressão e ansiedade – diante da redução dos neurotransmissores dopamina e serotonina.

O paciente com dor crônica tem insônia e apresenta um conjunto de outros sintomas, reforçando que não se trata apenas de um único sintoma, mas de uma doença em si, que se expressa de diversas formas, já que também o cérebro fica doente.

A fibromialgia – síndrome complexa e debilitante caracterizada por dor musculoesquelética generalizada e acompanhada de uma série de outros sintomas, como fadiga, distúrbios do sono, problemas de memória e humor – afeta até 4% da população mundial, principalmente mulheres. Ela pode surgir em qualquer idade, embora seja mais frequentemente diagnosticada na faixa etária dos 30 aos 50 anos. A dor se torna difusa, percorrendo todo o corpo: ombros, tornozelo, lombar, quadril, cervical, face e cabeça. É um conjunto de alterações que fazem com que a doença da dor crônica se instale.

"Não é uma dor emocional, porque a Organização Mundial da Saúde, ao definir os sete principais tipos de dor, não coloca a dor emocional como tipo."

Mas o componente emocional piora a experiência, já que o maquinário cerebral da dor crônica está muito próximo do maquinário das emoções e o paciente, por sua vez, deve apresentar humor depressivo e humor ansioso, piorando todas as relações interpessoais e as relações com a sociedade.

Viver com fibromialgia impõe uma série de limitações e desafios aos pacientes:

- **Impacto na qualidade de vida:** a dor constante e a fadiga debilitante podem levar à redução significativa na qualidade de vida, afetando a capacidade de trabalhar, realizar tarefas diárias e participar de atividades sociais.
- **Isolamento social:** a incapacidade de participar de atividades sociais devido à dor e à fadiga pode levar ao isolamento e à solidão.
- **Problemas emocionais:** a fibromialgia está frequentemente associada à depressão e à ansiedade, que podem agravar a percepção da dor e dificultar o manejo da condição.
- **Desafios no diagnóstico:** a natureza subjetiva dos sintomas e a falta de testes laboratoriais específicos podem levar a diagnósticos errados ou atrasados.
- **Estigma:** a falta de compreensão sobre a fibromialgia entre profissionais de saúde e a sociedade em geral pode resultar em estigma e na percepção de que a dor e os sintomas não são reais.

"É importante ter em mente essas diferenças fundamentais, pois o tratamento da dor aguda é diferente do tratamento da dor crônica."

Na dor aguda, utilizamos de repouso relativo, termoterapia com água ou gelo, anti-inflamatórios, relaxantes musculares e analgésicos para tratar a inflamação. Enquanto na dor crônica, outras estratégias são utilizadas, como os tratamentos medicamentosos, os tratamentos não medicamentosos e os tratamentos cirúrgicos. Nos tratamentos medicamentosos, não é comum o uso de anti-inflamatórios, mas sim a prescrição de antidepressivos, anticonvulsivantes. Não são usados analgésicos simples, mas opioides que tenham ação específica para pacientes com dor crônica em condições específicas.

Prescreve-se, também, terapia canabinoide, como o canabidiol, utilizado cada vez mais nessa perspectiva de tratamento avançado da dor crônica, podendo melhorar a dor, o sono, a fadiga e o distúrbio de humor, além de antipsicóticos como cetamina, com a função de fazer com que o modo de funcionamento do cérebro não visualize tanto sofrimento por causa da dor.

No paciente que apresenta dor persistente e incapacitante, muitas vezes não é a dor de zero a dez que tira ou esvazia o sentido de vida, mas sim o que se perde em decorrência da dor. O paciente deixa de fazer atividades sociais, ir ao trabalho, fazer sexo ou estudar por causa desse sofrimento. Por isso, a busca incansável pelo tratamento.

POR QUE DESENVOLVI DOR CRÔNICA?

4

Entender por que desenvolveu dor crônica é um passo importante, mas nunca deixe que a dor impeça você de encontrar alegria e propósito na vida. Estamos juntos nessa.

A dor crônica é uma condição debilitante que afeta milhões de pessoas em todo o mundo. Para entender por que desenvolveu dor crônica, é importante examinar os diversos fatores que podem contribuir para a ocorrência. Neste capítulo, exploraremos as causas físicas, médicas, psicológicas e comportamentais da dor crônica e como esses fatores podem interagir para criar um quadro complexo de dor persistente.

A dor crônica é uma condição complexa e multifatorial que pode ser desencadeada por uma variedade de fatores físicos, médicos, psicológicos e comportamentais. Ao compreender as causas subjacentes da dor crônica e como esses fatores interagem, os pacientes podem desenvolver estratégias personalizadas para lidar com a condição e melhorar a qualidade de vida.

É comum que os pacientes se perguntem: "Por que sofro de dores crônicas?". Tentar responder a esta pergunta não é simples. Como vimos ao longo dos capítulos, a própria definição de dor crônica é extremamente ampla por ser uma experiência sensorial, subjetiva, de sofrimento, associada a uma lesão real ou potencial de todo o maquinário que, por sua vez, transmite a informação da dor que se materializa.

As causas físicas da dor crônica podem variar desde lesões traumáticas não tratadas adequadamente até condições médicas crônicas. Lesões musculares, articulares, nervosas ou ósseas podem desencadear dor crônica se não forem devidamente tratadas ou se não curarem completamente. A presença de inflamação crônica resultante dessas lesões pode levar a uma sensação constante de dor.

Além disso, condições médicas como artrite, fibromialgia, neuropatia e síndrome da dor miofascial podem contribuir para o desenvolvimento da dor crônica. Essas condições afetam o funcionamento dos nervos, músculos e articulações, resultando em dor persistente e incapacitante para os pacientes.

Também é importante saber que fatores psicossociais e emocionais desempenham papel significativo no desenvolvimento da dor crônica.

"O estresse crônico, a ansiedade, a depressão e os traumas emocionais podem aumentar a sensibilidade à dor e desencadear respostas inflamatórias no corpo, contribuindo para a persistência da dor."

Estudos demonstram que a dor crônica e os distúrbios psicológicos estão frequentemente interligados, formando um ciclo de dor e sofrimento emocional que pode ser difícil de quebrar. A terapia cognitivo-comportamental e outras abordagens psicoterapêuticas podem ser úteis para ajudar os pacientes a lidarem com a dor crônica e as questões emocionais subjacentes. É importante ter em mente que, como queremos explicar aos pacientes por que ele está sentindo dor, teremos que entender todo o ambiente, toda a maquinaria do corpo do paciente, como ele se movimenta, quais os medos e angústias por trás desse diagnóstico. Uma visão biopsicossocial é fundamental para que ocorra assertividade na tentativa de explicar por que ele sofre de dor.

O estilo de vida e os hábitos de saúde também desempenham papel crucial no desenvolvimento da dor crônica. O excesso de peso, a falta de exercício, a má postura e o uso excessivo de dispositivos eletrônicos podem aumentar a tensão nos músculos e articulações, resultando em dor crônica. Você se identificou em alguma dessas condições?

Além disso, o abuso de substâncias, como o álcool e o tabaco, também pode contribuir para a dor crônica. O consumo excessivo de álcool pode causar danos aos nervos e músculos, enquanto o tabagismo pode prejudicar a circulação sanguínea e a saúde dos tecidos, agravando a dor crônica.

Não podemos esquecer, também, que o abuso de analgésicos e anti-inflamatórios podem ser gatilhos para desenvolver dor crônica, como dores de cabeça.

"Quem não conhece um amigo ou vizinho que toma todo dia um analgésico e, mesmo assim, continua com dor de cabeça ou enxaqueca? Esse uso persistente indiscriminado é uma das causas de se ter ainda mais dor de cabeça."

É importante destacar que os diferentes fatores de risco para a dor crônica estão frequentemente interconectados e podem se influenciar mutuamente. Por exemplo, o estresse crônico pode levar a alterações na postura e no padrão de sono, contribuindo para a tensão muscular e a dor crônica. Da mesma forma, a presença de uma condição médica crônica, como a artrite, pode levar a dificuldades emocionais e comportamentais que exacerbam a dor.

Ao abordar a dor crônica, é essencial considerar todos esses fatores de risco de forma holística e desenvolver um plano de tratamento abrangente que leve em conta as necessidades físicas, emocionais e comportamentais do paciente. A abordagem multidisciplinar, envolvendo médicos, fisioterapeutas, psicólogos, nutricionistas e outros profissionais de saúde, pode ser essencial para o manejo eficaz da dor crônica e a melhora da qualidade de vida dos pacientes.

É essencial abordar a dor crônica de forma holística, considerando não apenas os sintomas físicos, mas também as questões emocionais e comportamentais que podem estar contribuindo para a dor persistente. Com o apoio de uma equipe multidisciplinar de profissionais de saúde, os pacientes podem encontrar alívio da dor crônica e recuperar o controle sobre suas vidas. A jornada para o manejo da dor crônica pode ser desafiadora, mas com a abordagem certa e o apoio adequado, é possível melhorar a qualidade de vida e encontrar conforto e esperança no dia a dia.

Vamos falar de mais alguns exemplos para que você possa entender e refletir.

Causas físicas: é de extrema importância entender que lesões traumáticas, como um traumatismo na cabeça, podem gerar cefaleia persistente em alguns pacientes. Isso está associado ao grau de lesão tecidual e de lesão nervosa que pode ter acontecido com o traumatismo craniano. Em um traumatismo craniano leve, por exemplo, o paciente pode apresentar dores de cabeça persistentes por até dois ou três meses.

Lesões com amputações traumáticas de determinado membro é uma condição de dor pós-trauma chamada *dor do membro-fantasma*, aquela dor de um membro que não existe mais. Mas a forma como foi retirado, a desconexão e a lesão neuronal fazem com que haja uma ativação e maior sensibilização de estruturas que podem levar à dor e persistente sofrimento.

Além das traumáticas, outras causas são médicas e incluem doenças crônicas, como doenças articulares. Pacientes que desenvolvem artrite reumatoide, uma doença crônica, inflamatória e autoimune, apresentam inflamação progressiva em regiões como as articulações das mãos, punhos, pés e até da coluna cervical. As articulações superiores também podem gerar essa inflamação persistente e favorecer a contínua transmissão de dor, além de visíveis deformidades articulares.

Outra doença crônica associada à componente de sofrimento e inflamação é a endometriose. Sabemos que as mulheres sofrem quatro vezes mais dor que os homens. E a endometriose, exclusiva do sexo feminino, já consiste em um quadro clínico de dor pélvica crônica que, inicialmente, está associada ao período menstrual, mas, com o passar do tempo, ultrapassa esse período e se torna ainda mais frequente.

Um dos entendimentos do que é endometriose está no refluxo patológico do endométrio durante a menstruação. E esse refluxo do endométrio deixa inflamação e nódulos do endométrio pela pelve, levando a aderências, retração muscular, tendínea, facial e nervosa, causando dor pélvica.

Também não poderíamos deixar de falar da dor lombar, que é a principal causa do afastamento do trabalho no Brasil e no mundo. Em 2023, segundo relatórios da Previdência Social, foi a principal causa. A dor lombar crônica é uma das condições de saúde mais prevalentes e debilitantes no mundo.

Estima-se que até 80% das pessoas experimentarão dor lombar em algum momento da vida, e uma parcela significativa desenvolverá dor lombar crônica, definida como dor que persiste por 12 semanas ou mais. Esta condição não só afeta a qualidade de vida dos pacientes, mas também tem impacto econômico significativo devido ao absenteísmo e à redução da produtividade.

Essas condições médicas precisam ser tratadas de forma adequada e com uma visão extremamente ampla, pois não temos apenas um componente estrutural. Os fatores desencadeantes da dor lombar crônica podem variar amplamente e incluem aspectos físicos, mecânicos e até mesmo emocionais. Entre os principais fatores desencadeantes, destacam-se:

Lesões musculares e ligamentares:

- **Distensões e entorses:** movimentos bruscos, levantamento inadequado de peso e exercícios físicos intensos podem causar lesões nos músculos e ligamentos da coluna lombar.
- **Traumas:** quedas, acidentes de carro ou impactos diretos podem desencadear dor lombar crônica.

Problemas estruturais:

- **Hérnia de disco:** o deslocamento de um disco intervertebral pode pressionar nervos próximos, causando dor intensa irradiada para coxa e perna.

- **Degeneração discal:** o desgaste natural dos discos intervertebrais com o envelhecimento pode resultar em dor crônica, trazendo travamento e dor lombar central, no meio.
- **Estenose espinhal:** o estreitamento do canal espinhal pode comprimir a medula espinhal ou os nervos, levando à dor lombar e cansaço nas pernas.

Fatores mecânicos:

- **Má postura:** posturas incorretas ao sentar, ao ficar em pé ou durante o sono podem contribuir para a dor lombar.
- **Biomecânica inadequada:** movimentos repetitivos e técnicas inadequadas de levantamento de peso podem sobrecarregar a coluna lombar.

Doenças sistêmicas:

- **Artrite:** condições como a osteoartrite e a artrite reumatoide podem afetar as articulações da coluna, resultando em dor lombar crônica.
- **Osteoporose:** a redução da densidade óssea pode levar a fraturas vertebrais que causam dor.

Fatores psicossociais:

- **Estresse:** níveis elevados de estresse podem aumentar a tensão muscular e a percepção da dor.
- **Depressão e ansiedade:** transtornos de humor estão associados à maior incidência de dor crônica e podem exacerbar os sintomas.

O componente estrutural é causa de compressão, inflamação e dificuldade de mobilidade. Porém, esse mesmo componente, quando reforçado por profissionais ou terapias inadequadas e pela própria sociedade, gera medo e impedimento:

"'Cuidado! Você tem uma hérnia de disco, não pode se movimentar. Tome cuidado! Você tem artrite no joelho, não pode ir à academia'. Estas afirmações geram medo, sofrimento, isolamento social e diminuição das atividades, provocando mais dor."

Essas diminuições nas atividades e movimentos pioram ainda mais a dor e o sofrimento do paciente, porque há menos movimentação articular, consequentemente menos hidratação e lubrificação das articulações, gerando cada vez mais estímulos dolorosos e persistindo a dor.

Diversos fatores de risco podem aumentar a probabilidade de desenvolvimento de dor lombar crônica. Entre os principais fatores de risco, incluem-se:

- **Idade:** o risco de desenvolver dor lombar crônica aumenta com a idade devido ao desgaste natural dos componentes da coluna.
- **Gênero:** as mulheres têm maior predisposição para desenvolver dor lombar crônica, possivelmente devido a diferenças anatômicas, hormonais e biomecânicas.
- **Ocupação:** trabalhos que envolvem levantamento de peso, movimentos repetitivos, longos períodos sentados ou em pé e exposição a vibrações aumentam o risco de dor lombar.

- **Nível de atividade física:** tanto a inatividade física quanto a prática excessiva de atividades físicas de alta intensidade, sem o preparo adequado, podem contribuir para a dor lombar.
- **Condições médicas preexistentes:** histórico de lesões na coluna, doenças crônicas, obesidade e outras condições de saúde podem aumentar o risco.
- **Fatores genéticos:** a predisposição genética pode desempenhar papel no desenvolvimento de condições que afetam a coluna, como a degeneração discal.

É importante estarmos atentos às questões de hábitos, pois influenciam muito na dor. E aqui estou falando de sedentarismo, obesidade e sobrepeso, imobilidade e medo de se movimentar, tabagismo e alcoolismo, que são condições crônicas que geram ainda mais inflamação. Um corpo inflamado pela obesidade expele substâncias que aumentam a liberação e fazem com que cada vez mais células sejam responsáveis pela propagação da percepção da dor. Um paciente mais magro tem menos sobrecarga na articulação, consequentemente, menos desgaste e menos dor. Um paciente obeso tem mais sobrecarga articular, na coluna e no joelho.

Somos resultado de um conjunto de hábitos, ambiente e genética, por isso é importante entender que essa interconexão é a responsável pelo sofrimento do paciente com dor crônica. Tanto o paciente como os profissionais de saúde precisam entender que a dor crônica vai além da percepção de lesão somente estrutural, que pode ou não aparecer no exame. O médico não trata um exame, uma ressonância, mas sim o paciente e o sofrimento que ele tem.

O QUE A DOR PODE TIRAR DE VOCÊ?

5

A dor crônica pode ser um fardo, mas também pode ser um catalisador para mudanças positivas, resiliência e autodescoberta.

A dor crônica é uma experiência profundamente pessoal e multifacetada que vai muito além da sensação física. Ela pode ter um impacto devastador em várias áreas da vida de um paciente, afetando não apenas o corpo, mas também a mente, as emoções e as relações interpessoais. Ao explorar, neste capítulo, os diversos aspectos do sofrimento causados pela dor crônica, podemos entender melhor a extensão de seu impacto e a necessidade de abordagens holísticas no tratamento.

"Que impacto na sua vida tem sentido por conta dessa dor? O que você deixa de fazer por conta desse sofrimento?"

Estas são as perguntas que faço para cada paciente em consulta médica. Não adianta saber o valor da dor desse paciente, e sim entender o quanto essa dor tem interferido na qualidade de vida. Isso me ajuda a estabelecer as peças do quebra-cabeça, visualizando as estratégias de tratamento e se devo ser mais ou menos agressivo na abordagem do sofrimento.

"Vou descrever casos reais que atendi ao longo da jornada como médico da dor e, assim, facilitar sua visualização do que está sendo afetado pela dor crônica. Reconhecer essa gama de impactos é essencial para fornecer cuidados que abordem todas as necessidades do paciente. O objetivo do tratamento da dor crônica deve ser não apenas aliviar a dor física, mas também restaurar a qualidade de vida, a esperança e o bem-estar geral do paciente."

IMPACTO SOBRE A QUALIDADE DE VIDA

Conheça o caso de João, um homem de 45 anos que costumava ser ativo e envolvido em sua comunidade. Nos últimos anos, ele tem sofrido de dor crônica na coluna lombar. O que antes eram atividades simples, como caminhar pelo bairro ou subir escadas, agora são tarefas excruciantes. Ele relata que, muitas vezes, precisa se apoiar em móveis para se mover pela casa, e tarefas domésticas básicas, como varrer o chão, se tornaram extremamente desafiadoras. Essa limitação na mobilidade não só afeta sua capacidade física, mas também reduz significativamente sua independência. João, que sempre foi orgulhoso de sua capacidade de cuidar de si mesmo, agora depende da esposa para muitas das atividades diárias, o que afeta sua autoestima e sensação de autonomia.

A dor crônica pode reduzir significativamente a qualidade de vida de um paciente, considerando que pode:

- **Limitar a mobilidade e a atividade física:** atividades simples como caminhar, subir escadas ou realizar tarefas domésticas podem se tornar extremamente difíceis.
- **Reduzir a independência:** a dor pode levar à dependência de outras pessoas para tarefas diárias, afetando a autoestima e a sensação de autonomia do paciente.

IMPACTO SOBRE A SAÚDE MENTAL E EMOCIONAL

Maria, uma mulher de 50 anos, enfrenta uma batalha diária contra a dor crônica resultante de fibromialgia. Essa dor incessante tem tido um impacto devastador em sua saúde mental. Maria relata que os dias de dor ininterrupta a deixam com um sentimento constante de desesperança. A ansiedade sobre quando a próxima crise de dor vai ocorrer a impede de planejar o futuro, causando uma preocupação constante. Ela também menciona que, devido ao sofrimento contínuo, se tornou mais irritável e suscetível a mudanças de humor, o que prejudica suas interações sociais e aumenta seu isolamento.

A dor crônica está intimamente ligada à saúde mental e emocional, visto que pode:

- **Causar depressão e ansiedade:** a presença contínua de dor pode levar a sentimentos de desesperança e preocupação constante, exacerbando condições como depressão e ansiedade.
- **Provocar irritabilidade e alterações de humor:** o sofrimento constante pode tornar os pacientes mais irritáveis e suscetíveis a mudanças de humor, impactando negativamente suas interações sociais.

RELAÇÕES INTERPESSOAIS

A história de Carlos, um homem de 35 anos, ilustra bem o impacto da dor crônica nas relações interpessoais. Carlos sofre de dor crônica nas articulações após infecção por chikungunya e crises de gota, o que o impede de participar das atividades sociais que antes ele apreciava, como jogar futebol com amigos ou ir a festas familiares. Esse isolamento social o levou a um aumento do sentimento de solidão. Além disso, a dor constante gera frustração e incompreensão em sua família. Sua esposa e filhos muitas vezes não entendem porque ele não pode participar das atividades familiares, o que provoca tensões e afeta negativamente a dinâmica familiar.

A dor crônica pode afetar profundamente as relações do paciente com familiares, amigos e colegas de trabalho, provocando:

- **Isolamento social:** incapacidade de participar de atividades sociais pode levar ao isolamento, aumentando o sentimento de solidão.
- **Tensões familiares:** a dor pode gerar frustração e incompreensão entre os membros da família, afetando a dinâmica familiar.

DESEMPENHO PROFISSIONAL

Ana, uma mulher de 40 anos que trabalha como contadora, tem lutado contra a dor crônica cervical. Essa dor afeta diretamente seu desempenho profissional. Ana se vê frequentemente incapaz de ir ao trabalho devido à dor intensa e, quando consegue comparecer, seu desempenho é significativamente prejudicado. Isso não só afeta sua produtividade, mas também suas oportunidades de promoção e desenvolvimento de carreira, levando a um estresse adicional.

A dor crônica pode ter impacto significativo na vida profissional de um paciente e pode causar:

- **Absenteísmo e presenteísmo:** a dor pode levar a faltas frequentes ao trabalho (absenteísmo) ou a estar presente no trabalho, mas com desempenho reduzido (presenteísmo).

- **Limitações de carreira:** a incapacidade de cumprir com as responsabilidades profissionais pode prejudicar oportunidades de promoção e desenvolvimento de carreira.

ASPECTOS FINANCEIROS

Os custos financeiros da dor crônica são bem exemplificados pela experiência de Roberto, um homem de 55 anos que lida com neuropatia diabética. Roberto gasta uma quantia substancial de dinheiro em consultas médicas, medicamentos, terapias complementares e, ocasionalmente, procedimentos cirúrgicos. Além disso, devido à dor, ele teve que reduzir suas horas de trabalho, resultando em uma perda significativa de renda. Essa situação financeira instável afeta não só a ele, mas também sua família, criando uma carga financeira significativa.

Os custos associados à dor crônica podem ser substanciais e multifacetados, com:

- **Despesas médicas:** consultas médicas, medicamentos, terapias complementares e possíveis procedimentos cirúrgicos representam uma carga financeira significativa.
- **Perda de renda:** a incapacidade de trabalhar ou a redução da carga horária de trabalho pode levar à perda substancial de renda, afetando a estabilidade financeira do paciente e sua família.

AUTOIMAGEM E AUTOESTIMA

Lúcia, uma mulher de 60 anos com artrite reumatoide, compartilha como a dor crônica impacta sua autoimagem e autoestima. Devido à inatividade e aos efeitos colaterais dos medicamentos, Lúcia ganhou peso, o que alterou drasticamente sua percepção de si mesma. Ela se sente inútil por depender dos outros para realizar tarefas diárias, o que diminui sua autoestima e autoconfiança. Essas mudanças físicas e emocionais criam um ciclo vicioso de dor e baixa autoestima.

A dor crônica pode impactar negativamente a autoimagem e a autoestima de um paciente, com:

- **Sensação de inutilidade:** a dependência de outros e a incapacidade de realizar atividades diárias podem levar a sentimentos de inutilidade e baixa autoestima.
- **Alterações físicas:** mudanças no corpo, como ganho de peso devido à inatividade ou efeitos colaterais de medicamentos, podem afetar a percepção do paciente sobre si mesmo.

PERSPECTIVA DE FUTURO

Pedro, um homem de 38 anos, sempre sonhou em viajar pelo mundo. No entanto, a dor crônica causada por uma lesão esportiva há anos transformou seus sonhos em lembranças distantes. Ele expressa sentimentos de desesperança, acreditando que seu futuro é sombrio e incerto devido à dor incessante. A perspectiva de dor interminável o levou a abandonar muitos de seus objetivos de vida, o que altera significativamente suas expectativas para o futuro.

A dor crônica pode obscurecer a perspectiva de futuro do paciente, levando à:

- **Desesperança:** a percepção de dor interminável pode levar à desesperança e a um sentimento de que o futuro é sombrio e incerto.
- **Perda de objetivos e sonhos:** a dor pode forçar os pacientes a abandonarem planos e objetivos de vida, alterando significativamente as expectativas de futuro.

A dor crônica é uma condição que pode tirar muito mais do que a saúde física de um paciente. Ela pode impactar todos os aspectos da vida, desde a saúde mental e emocional até as relações interpessoais, a vida profissional, a estabilidade financeira e a autoestima. Reconhecer essa gama de impactos é essencial para fornecer cuidados que abordem todas as necessidades do paciente. O objetivo do tratamento da dor crônica deve ser não apenas aliviar a dor física, mas também restaurar a qualidade de vida, a esperança e o bem-estar geral do paciente.

O EXCESSO DE EXAMES E DE DIAGNÓSTICOS

6

Não tratamos exames, mas sim pacientes. Acolhemos sofrimentos e aliviamos a dor. O exame, como o nome já diz, é complementar.

A dor crônica é uma condição médica complexa que afeta milhões de pessoas em todo o mundo, impactando significativamente a qualidade de vida dos pacientes. A abordagem diagnóstica e terapêutica dessa condição muitas vezes envolve uma série de exames e testes, com o objetivo de identificar a causa subjacente da dor e planejar o tratamento adequado. No entanto, o excesso de exames e diagnósticos é um fenômeno crescente que traz consequências importantes tanto para os pacientes quanto para o sistema de saúde.

Para começarmos este capítulo, que irá te ajudar a querer ou pedir tantos exames complementares muitas vezes desnecessários, vou propor uma comparação. Imagine uma paciente do sexo feminino, com 60 anos de idade, que tem dor lombar persistente e vai para a sua primeira avaliação. Na avaliação, faz uma ressonância magnética de coluna lombar e, no laudo, é descrito "discopatia degenerativa, artrose facetária e hérnia de disco". Agora, imagine outro paciente com a mesma idade, que não tem dor lombar, faz uma ressonância magnética lombar que revela a mesma coisa: "discopatia degenerativa, artrose facetária lombar e hérnia de disco".

"E aí, como assim? Você entendeu muito bem. As pessoas que também não sofrem de dor têm alterações degenerativas da coluna e desgastes que aparecem nas ressonâncias magnéticas, pois essas alterações são sinais do envelhecimento gradual pelo qual todos nós passaremos."

Os ossos, as articulações e os músculos vão se desgastando, seja pelo componente genético, imobilidade ou sobrepeso, acelerando o processo. É importante entender que, quando a gente está falando de tratamento da dor, de pacientes que sofrem de dor crônica, a cultura da solicitação indiscriminada de exames de imagem e de informações erradas ou desnecessárias sobre o que é causa e efeito geram mais dor.

Uma pessoa que tem dor na lombar e descobre que tem hérnia de disco começa a se policiar e a pensar: "Poxa, então agora se eu tenho hérnia de disco, posso ficar inválido e com sérios problemas". Ao procurar informações no Google, encontrará: "a hérnia de disco pode deixar a pessoa sem andar". Todas essas informações erradas ou exageradas trazem ainda mais níveis de ansiedade, geram medo, sendo que o resultado do exame não é exatamente o que tem gerado a dor.

"Então, por que se faz tantos exames? Vários fatores contribuem para o excesso de exames e diagnósticos em pacientes com dor crônica."

- **Incerteza diagnóstica:** a dor crônica muitas vezes não tem uma causa clara e identificável. A incerteza diagnóstica pode levar os profissionais de saúde a solicitarem uma série de exames na tentativa de encontrar uma explicação para a dor do paciente.
- **Pressão dos pacientes:** muitos pacientes com dor crônica estão desesperados por alívio e podem pressionar os médicos para realizar exames adicionais, na esperança de encontrar uma causa tratável para a dor.

- **Incentivos financeiros:** em alguns sistemas de saúde, há incentivos financeiros para a realização de exames e procedimentos. Isso pode levar à maior frequência de exames diagnósticos, independentemente da necessidade clínica.
- **Avanços tecnológicos:** os avanços na tecnologia médica proporcionaram ampla gama de testes diagnósticos avançados. A disponibilidade desses testes pode levar ao aumento na utilização, muitas vezes sem evidência clara de benefício para o paciente.
- **Medo de processos:** o medo de processos judiciais pode levar os médicos a adotarem uma abordagem defensiva, realizando exames diagnósticos extensivos para se protegerem contra possíveis litígios.

Sabe-se que os equipamentos de exames de ressonância magnética são capazes de detectar minúcias nos tecidos musculares, nervosos e ósseos, por isso a ânsia da sociedade e dos profissionais de saúde de justificarem que a alteração encontrada na ressonância é o que justifica a dor. Mas, como a dor é mais complexa, torna-se insuficiente se guiar apenas pela imagem, já que o corpo humano é dinâmico. A dor é uma experiência sensorial, subjetiva, associada a uma lesão real ou potencial, ou seja, a dor pode vir de diversas lesões que não estejam presentes nos exames, configurando uma disfunção.

Muitas vezes, há relação com a forma como a pessoa caminha, se posiciona, os encurtamentos ligamentares e faciais, as contraturas musculares que não aparecem nos exames são a maioria das causas das dores osteomusculares, que correspondem a mais de 50% das dores crônicas na lombar, por exemplo. Trata-se de um problema físico dinâmico e que tem, também, se voltado a hábitos e estilos como a obesidade, o sedentarismo, a cinesiologia, o medo e as emoções que rondam o julgamento e as restrições que um diagnóstico pode gerar.

O excesso de exames e diagnósticos pode ter várias implicações negativas, incluindo:

- **Riscos para os pacientes:** exames diagnósticos, especialmente os invasivos, podem acarretar riscos para os pacientes. Por exemplo, exames de imagem com radiação ionizante aumentam o risco de exposição à radiação, enquanto procedimentos invasivos podem levar a complicações como infecções ou lesões.
- **Ansiedade e estresse:** a realização de múltiplos exames pode aumentar a ansiedade e o estresse dos pacientes, especialmente se os resultados forem inconclusivos ou se novos problemas forem identificados.
- **Custos financeiros:** o excesso de exames diagnósticos contribui para o aumento dos custos de saúde. Esses custos adicionais podem ser significativos para os pacientes e para o sistema de saúde como um todo.
- **Sobrediagnóstico e sobretratamento:** o excesso de exames pode levar ao sobrediagnóstico, no qual condições que não causaram sintomas ou problemas são identificadas e tratadas desnecessariamente. Isso pode

resultar em sobretratamento, com os pacientes sendo submetidos a tratamentos que não necessitam, com potencial para efeitos adversos.

Ao avaliar se as queixas são condizentes com o que era a alteração, já que as alterações são secundárias, é importante usar o modelo biomédico para verificar se o que está alterado é a causa da dor ou não, pelo fato de que todos os pontos podem gerar um comportamento doloroso e cauteloso no paciente. Estudos deixam claro que quase 70% das hérnias de disco lombares podem ser reabsorvidas espontaneamente, a dor pode continuar e não foi daquela hérnia de disco. Por isso, é necessário entender que não é a cultura de solicitação indiscriminada de exames que mostrará a evolução com o paciente.

No processo saúde-doença, é importante ter um paciente ativo, uma vez que a tendência é a vitimização. Por exemplo: um paciente com dor na lombar diante de um diagnóstico de hérnia de disco, mesmo não tendo alterações nervosas ou neurais, recebe a prescrição medicamentosa e de fisioterapia para esse tratamento. A curto prazo, o paciente não apresenta uma melhora no quadro, porque o recomendado não foi uma reabilitação adequada ou um tratamento medicamentoso eficiente.

Nesse caso, não se investigou os hábitos do paciente associados a movimentos repetitivos ou à falta de movimento, como a cinesiofobia – medo de se movimentar. Também não se perguntou: "Por que ele não está melhorando?"; "Será que ele tem dormido bem?"; "Será que ele tem tido algum descompasso do ponto de vista psicológico?"; "O que ele acha que é essa dor?". Esses pontos são importantes e podem causar ansiedade no paciente – excesso do futuro –, deixando-o aterrorizado por pensar em se movimentar.

Os profissionais precisam ter em mente que devem usar um arsenal terapêutico abrangente que abranja componentes emocionais focados no temor do movimento e no estilo de vida, considerando fatores como carga de trabalho, estresse excessivo, distúrbio do sono e sedentarismo.

"Ou seja, eu preciso de um time de profissionais, como médico da dor, fisioterapeuta, psicólogo, educador físico e nutricionista, porque a literatura descreve que a maioria dessas dores lombares é inespecífica, já que surge um componente multifatorial e multimodal em múltiplas regiões que estão trazendo os gatilhos de dor."

O PODER DA FÉ NO TRATAMENTO DA DOR

7

Qual a relação da fé, da
espiritualidade e da dor?
A dor pode tentar dominar sua vida,
mas lembre-se de que você tem o
poder de escolher como reagir.
Escolha a coragem, a esperança,
a fé e a determinação.

No percurso da dor crônica, cada passo é marcado por desafios físicos e emocionais, o poder da fé e da espiritualidade emerge como uma força transformadora. Vamos explorar como esses elementos, muitas vezes subestimados na medicina convencional, têm o potencial de influenciar positivamente o tratamento da dor crônica, apoiados por relatos reais e embasamento científico.

Neste capítulo, vou te apresentar histórias e relatos:

- Dona Maria, uma mulher de 50 anos, doméstica, enfrentava uma dor persistente na coluna há anos. Apesar de todas as terapias convencionais, sua qualidade de vida continuava comprometida. Então, começou a integrar práticas espirituais em sua rotina, como a meditação e a participação em grupos de apoio espiritual. Com o tempo, ela relatou uma redução significativa na intensidade da dor e melhora notável em seu bem-estar emocional.
- João, pedreiro, um homem de 40 anos, sofria de enxaquecas debilitantes que afetavam sua vida diária. Além dos tratamentos médicos, ele passou a se dedicar à sua fé e a buscar conforto espiritual em sua jornada. João descobriu que a prática regular da oração e a conexão com a espiritualidade o ajudaram a lidar melhor com a dor, reduzindo a frequência e a intensidade das enxaquecas.

Diversas histórias têm sido relatadas de pessoas que começaram a compreender que o tratamento da dor vai muito além do que se entende por medicina ocidental, e tiveram ganhos em relação às experiências dolorosas. A própria definição de dor feita pela IASP (Associação Internacional de Estudos da Dor), como sendo uma experiência sensorial, desagradável e emocional relacionada a uma lesão real ou potencial da via sensorial, mostra que existe um componente emocional que deve ser lidado e sempre considerado na prática médica.

"Quando se fala em espiritualidade, vai muito além de religiosidade. Estamos falando de conexão com o que seria algo superior, com o divino, gerando mudanças nas ondas cerebrais e na percepção de dor."

E essas ondas cerebrais diferentes trazem maior liberação de serotonina, noradrenalina, dopamina, bem-estar, concentração, vascularização em regiões do cérebro melhorando a tomada de decisão e diminuindo a ansiedade.

Estudos científicos têm investigado a relação entre fé, espiritualidade e dor, oferecendo *insights* valiosos sobre o impacto desses elementos no tratamento da dor crônica.

"Uma revisão publicada na revista *Pain Management Nursing* destacou que práticas espirituais, como a meditação e a oração, podem modular a percepção da dor e promover o bem-estar emocional em pacientes com condições dolorosas crônicas."

Além disso, a *Journal of Behavioral Medicine* publicou um estudo que mostrou uma associação positiva entre a espiritualidade e a capacidade de enfrentamento da dor em pacientes com dor crônica, sugerindo que a espiritualidade pode ser um recurso valioso no manejo da dor e no fortalecimento da resiliência.

O entendimento do papel da fé no tratamento integral é importante e tem gerado resultados consistentes. A fé e a espiritualidade podem desempenhar papel crucial no tratamento integral da dor crônica, complementando abordagens médicas e terapêuticas tradicionais. Por meio da conexão com algo maior, muitos pacientes encontram conforto, esperança e sensação de propósito na jornada de cura.

A integração da fé e da espiritualidade no cuidado da dor crônica representa uma abordagem holística que reconhece a importância do bem-estar físico, emocional, mental e espiritual do paciente. Ao considerar esses aspectos, os profissionais de saúde podem oferecer um cuidado mais abrangente e compassivo, alinhado com as necessidades e crenças de cada paciente.

O poder da fé e da espiritualidade no tratamento da dor crônica é uma realidade que não deve ser subestimada. Com base em casos reais e evidências científicas, podemos reconhecer o valor desses elementos como recursos terapêuticos significativos, capazes de promover alívio da dor, fortalecimento emocional e melhoria na qualidade de vida dos pacientes que enfrentam desafios dolorosos crônicos.

De que maneira a fé, a oração e a espiritualidade podem afetar seu cérebro? Mais de cem bilhões de neurônios fazem parte do nosso cérebro e se comunicam em uma rede cada vez mais avançada. É um grande processamento que acontece. A neurociência tenta entender a neurobiologia, além da atuação real da fé e da espiritualidade sobre nosso cérebro.

Um paciente que ora, tem espiritualidade, relacionamento com Deus ou com o Divino, acredita que alguém governa toda a vida, experimenta um estímulo do lobo pré-frontal, parte do cérebro responsável pela tomada de decisão, pelo aprendizado e pela atenção. Dessa forma, ele desenvolve maior nível de concentração após a oração, sendo mais assertivo nas decisões. Isso ocorre porque, em estado de oração, chega mais sangue na região chamada límbico, responsável pela parte das emoções, liberando serotonina e noradrenalina, fazendo com que o paciente experimente felicidade e amor de forma intensa, diminuindo o risco de depressão, ansiedade e de dor crônica. Em resumo, a oração é um verdadeiro efeito antidepressivo, fundamental para todos nós.

Além disso, pela oração, o lobo do parietal, responsável pela percepção de sensações como dor, é inibido e o paciente apresenta melhor atuação contra a percepção de dor, já que tem maior capacidade e força de passar pela jornada em busca de maior controle da dor. Proporcionando, assim, melhora na qualidade de vida. A oração também é estimulante para a qualidade do sono, por liberar substâncias que proporcionam tranquilidade às ondas cerebrais. E com uma boa noite de sono, a pessoa acorda menos fatigada e sente menos cansaço durante o dia.

Como a jornada do paciente com dor crônica é extremamente complexa, agregar valores além do que é palpável e científico, também é possível. A relação entre fé e espiritualidade, com cérebro ou dor, antes poderia ser entendida como dicotômica, mas hoje é pura biologia. Conexão com algo maior, unida à ideia de um propósito na sua jornada em busca de cura, pode fortalecer o corpo e a mente. É uma abordagem holística que necessita ser encorajada pelos profissionais de saúde a seus pacientes.

O PODER DO TRATAMENTO NÃO MEDICAMENTOSO CONTRA A DOR

8

Mesmo nos dias mais difíceis, lembre-se de que você tem dentro de si uma fonte inesgotável de força e coragem para enfrentar a dor. E a seu lado estarei, pronto para te ajudar.

A dor crônica é uma condição multifacetada que frequentemente requer uma abordagem de tratamento multimodal. Além dos tratamentos farmacológicos, as intervenções não farmacológicas desempenham papel vital no manejo da dor crônica. Essas abordagens podem melhorar a qualidade de vida dos pacientes, reduzir a necessidade de medicamentos e minimizar os efeitos colaterais associados ao uso prolongado de fármacos.

"O poder do tratamento não medicamentoso ou farmacológico na dor crônica é imenso. Como a jornada do paciente com dor é longa, apoiar-se em um processo que identifique estratégias para minimizar a percepção da dor, além do tratamento medicamentoso ou cirúrgico, ajudará muito. Conheça uma jornada assertiva contra a sua dor. Para isso, neste capítulo, mostrarei como terapias complementares podem contribuir para o alívio da dor."

O tratamento não medicamentoso é pautado em mudanças de hábitos e estratégias não farmacológicas desempenhadas por uma equipe de profissionais de saúde especializados no tratamento da dor. Ao explicar, aos meus pacientes, propostas de tratamentos, digo o seguinte: "Cerca de 40% do resultado do tratamento do paciente com dor crônica consiste de mudanças de hábitos. 30% vêm de reabilitação motora analgésica e exercícios; outros 30% são ligados a tratamentos médicos otimizados". É muito importante que o paciente tenha isso em mente e seja incentivado pelo médico e por profissionais de saúde sobre as mudanças de hábitos.

Os principais tratamentos não farmacológicos podem ser divididos em:

- Educação em saúde.
- Terapias físicas.
- Terapias cognitivo-comportamentais (TCC).
- Terapias complementares e alternativas/terapias integrativas.

EDUCAÇÃO EM SAÚDE

Aqui estamos falando em ensinar aos pacientes sobre fatores e hábitos que precisam ser adotados. Mudanças de hábitos como ingestão de alimentação anti-inflamatória, aprendizado de técnicas de relaxamento com controle de ansiedade e higiene do sono.

Alimentação anti-inflamatória

> **"Este tipo de alimentação tem ganhado destaque como uma estratégia complementar eficaz no controle da dor crônica, pois se baseia na inclusão de alimentos que possuem propriedades anti-inflamatórias naturais e na exclusão de alimentos que podem promover a inflamação."**

Os principais componentes dessa dieta incluem:

- **Ácidos graxos ômega-3:** peixes gordos – salmão, sardinha, atum, cavala; sementes e oleaginosas – sementes de linhaça, chia, nozes; óleos – óleo de linhaça, óleo de peixe. Estudos mostram que os ácidos graxos ômega-3 têm potentes efeitos anti-inflamatórios e podem reduzir a dor e a rigidez em condições como artrite reumatoide e osteoartrite, visto que atuam suprimindo a produção de citocinas inflamatórias e prostaglandinas, mediadores que desempenham papel crucial na inflamação crônica.

- **Antioxidantes:** frutas e vegetais coloridos – frutas vermelhas (morango, mirtilo, framboesa), vegetais de folhas verdes (espinafre, couve), cenouras, pimentões; especiarias – açafrão-da-terra (curcumina), gengibre. Os antioxidantes neutralizam os radicais livres e reduzem o estresse oxidativo, um fator-chave na inflamação crônica. A curcumina, encontrada no açafrão, tem mostrado potencial significativo na redução da dor e da inflamação em pacientes com artrite e outras condições inflamatórias.
- **Fibras:** grãos integrais – aveia, quinoa, arroz integral; leguminosas – feijão, lentilha, grão-de-bico; frutas e vegetais – maçãs, peras, brócolis, couve-flor. Dietas ricas em fibras promovem um microbioma intestinal saudável, o que pode influenciar positivamente a inflamação sistêmica e a resposta imune. Estudos indicam que uma flora intestinal equilibrada pode ajudar a reduzir a dor inflamatória.
- **Alimentos integrais e minimamente processados – grãos integrais:** substituir grãos refinados por grãos integrais; proteínas magras – peito de frango, peixes,

tofu, legumes; gorduras saudáveis - abacate, azeite de oliva extravirgem, sementes. Alimentos integrais fornecem nutrientes essenciais e minimizam a ingestão de aditivos e conservantes que podem promover a inflamação. Estudos sugerem que dietas baseadas em alimentos integrais estão associadas a menores níveis de marcadores inflamatórios no sangue.

- **Redução de alimentos inflamatórios:** evitar açúcares refinados e carboidratos simples - refrigerantes, doces, pães brancos; gorduras trans e saturadas - *fast food*, frituras, carnes processadas; bebidas alcoólicas em excesso - limitar o consumo de álcool. O consumo excessivo de açúcares refinados e gorduras trans está ligado ao aumento da inflamação sistêmica. Reduzir a ingestão desses alimentos pode ajudar a controlar a inflamação e, consequentemente, a dor crônica.

Cuidado com o sono

O sono é um componente fundamental para a saúde e o bem-estar geral. Para pacientes que sofrem de dor crônica, o sono adequado é ainda mais crucial, pois há relação bidirecional entre a dor e o sono: a dor pode interferir no sono, e a falta de sono pode exacerbar a percepção da dor.

"A higiene do sono, que se refere a práticas e hábitos que promovem um sono de boa qualidade, pode ser uma estratégia eficaz para ajudar a aliviar a dor crônica".
Leia com atenção e melhore sua dor:

Manter uma rotina regular de sono

- Ir para a cama e acordar no mesmo horário todos os dias, inclusive nos finais de semana.
- Estabelecer uma rotina de relaxamento antes de dormir, como ler um livro, ouvir música calma ou tomar um banho quente.

Manter um horário regular de sono ajuda a manter o ritmo circadiano do corpo, o que pode melhorar a qualidade do sono e reduzir a insônia. Estudos mostram que a regularidade no sono está associada à redução na percepção da dor e à melhor recuperação física e mental.

Criar um ambiente propício para o sono

- Manter o quarto escuro, silencioso e em uma temperatura confortável.
- Usar colchões e travesseiros adequados que proporcionem conforto e suporte.
- Limitar o uso de dispositivos eletrônicos na cama e evitar telas brilhantes pelo menos uma hora antes de dormir.

Um ambiente de sono adequado pode melhorar significativamente a qualidade do sono. A exposição à luz, especialmente a luz azul emitida por dispositivos eletrônicos, pode interferir na produção de melatonina, um hormônio essencial para o sono. Reduzir essas interferências ajuda a promover um sono mais profundo e restaurador, essencial para pacientes com dor crônica.

Evitar estimulantes antes de dormir

- Evitar cafeína, nicotina e outros estimulantes pelo menos 4–6 horas antes de dormir.
- Limitar o consumo de álcool, pois pode interferir nas fases do sono profundo, apesar de inicialmente causar sonolência.

A cafeína e a nicotina são estimulantes que podem dificultar o início e a manutenção do sono. O álcool, embora possa induzir o sono, tende a fragmentá-lo e reduzir a qualidade geral do sono. A redução do consumo dessas substâncias pode melhorar a qualidade do sono e, consequentemente, ajudar no manejo da dor crônica.

Gerenciar o estresse e a ansiedade

- Praticar técnicas de relaxamento como meditação, respiração profunda e ioga antes de dormir.
- Manter um diário para anotar pensamentos e preocupações, ajudando a "descarregar" a mente antes de dormir.

O estresse e a ansiedade são fatores que podem agravar tanto a dor quanto os problemas de sono. Técnicas de relaxamento têm mostrado ser eficazes na redução dos níveis de estresse e na melhora da qualidade do sono. Estudos indicam que práticas como a meditação e a respiração profunda podem reduzir a percepção da dor e melhorar a saúde geral.

Praticar atividade física regularmente

- Engajar-se em atividades físicas regulares como caminhada, natação ou ioga, mas evitar exercícios intensos nas horas próximas ao horário de dormir.

A atividade física regular é benéfica para a saúde em geral e pode ajudar a regular o sono. Exercícios regulares ajudam a reduzir a tensão muscular, aumentar a produção de endorfinas e aumentar o humor, fatores que podem contribuir para a redução da dor crônica e a melhora do sono. No entanto, é importante evitar exercícios vigorosos antes de dormir, pois podem ter um efeito estimulante.

TERAPIAS FÍSICAS - FISIOTERAPIA E EXERCÍCIOS REGULARES

Fisioterapia

Inclui exercícios de fortalecimento, alongamento, técnicas de mobilização articular, neural e modalidades como ultrassom e eletroterapia.

> "Estudos demonstram que a fisioterapia é fundamental para melhorar a mobilidade e a funcionalidade, além de reduzir a dor em condições como dor lombar crônica, osteoartrite e fibromialgia. Programas de exercícios supervisionados mostraram ser particularmente eficazes."

A fisioterapia é um componente essencial no manejo da dor crônica, com foco na restauração da função. O objetivo da fisioterapia não é necessariamente a redução da dor, mas o retorno às atividades que o paciente fazia, por isso a prática de exercícios de fortalecimento muscular e os alongamentos são fundamentais, já que o exercício aeróbico faz toda a diferença para estimular o paciente.

Também são importantes as técnicas específicas da fisioterapia, como: TENS, ultrassom, agulhas secas, mobilizações articulares, quiropraxia e osteopatia, técnicas específicas que ganham evidência e trazem qualidade de vida. É claro que o autogerenciamento e a educação em saúde do paciente são pontos fundamentais a serem tratados por todos os profissionais. Ele necessita ser educado sobre o que tem e quais são as expectativas do tratamento para que esteja equilibrado.

Exercício

"Precisamos estimular o paciente à inclusão de programas de exercícios aeróbicos, de fortalecimento e de flexibilidade. Há ampla evidência de que o exercício regular pode reduzir a intensidade da dor e melhorar a função física e a qualidade de vida em pacientes com dor crônica. A atividade física moderada, como caminhada e natação, é frequentemente recomendada."

O estímulo diário da atividade física e do alongamento é fundamental para diminuir os gatilhos de pontos miofasciais, contraturas musculares, mobilizando a fáscia e as articulações, lubrificando-as e gerando cada vez menos dores. O exercício tem poder analgésico comprovado e deve ser oferecido, orientado e prescrito, seja por um educador físico, um fisioterapeuta ou mesmo um médico do esporte, já que é fundamental na reabilitação do paciente. É comprovado que o exercício físico apresenta correlação com analgesia, diminui a ansiedade, o medo, a fadiga e as dores articulares, além de aumentar o autoconhecimento.

TERAPIAS COGNITIVO-COMPORTAMENTAIS (TCC)

Este tipo de terapia aborda os aspectos psicológicos da dor, ajudando os pacientes a desenvolverem estratégias de enfrentamento, a modificarem pensamentos e comportamentos negativos. Estudos reforçam que um acompanhamento psicoterápico pode reduzir a intensidade da dor, a depressão e a ansiedade associadas à dor crônica, como na dor lombar crônica, fibromialgia e cefaleias tensionais, e melhorar a funcionalidade.

TERAPIAS COMPLEMENTARES E ALTERNATIVAS

Acupuntura

Técnica da medicina tradicional chinesa que envolve a inserção de agulhas finas em pontos específicos do corpo. Estudos controlados indicam que a acupuntura pode ser eficaz na redução da dor crônica, especialmente para condições como dor lombar, osteoartrite e cefaleia crônica. A acupuntura é geralmente bem tolerada, com poucos efeitos colaterais.

O mecanismo da acupuntura ganha cada vez mais evidência quando entendemos que um paciente com dor crônica tem percepção e estímulos dolorosos persistentes e, muitas vezes, refratados que não foram incitados pela dor. Essas formas são mais rápidas e atingem a percepção do cérebro antes que a dor, reduzindo a experiência dolorosa. Daí a importância do estímulo da acupuntura e de outras práticas complementares.

Massoterapia

Uso de técnicas de massagem para aliviar a dor e melhorar a circulação. A massoterapia tem mostrado benefícios modestos na redução da dor e na melhora da função em pacientes com dor lombar crônica e fibromialgia. É uma opção complementar que pode ser usada em conjunto com outras terapias.

Terapias de relaxamento

Incluem técnicas de relaxamento, meditação e *mindfulness* para reduzir o estresse e melhorar a gestão da dor. Estudos mostram que a meditação tem demonstrado reduzir a percepção da dor, melhorar a qualidade de vida e reduzir sintomas de ansiedade e depressão em pacientes com dor crônica.

Técnicas de relaxamento e de autoconhecimento, mobilização de músculos e respiração precisam ser colocadas em prática pelos pacientes. A respiração profunda, diafragmática, é uma técnica simples que pode auxiliar no estado de relaxamento, principalmente em pacientes com dores crônicas como a fibromialgia.

Você já experimentou essa técnica? Aqui está o passo a passo detalhado de como realizar a respiração diafragmática:

Passo 1: Preparação

- **Escolha um ambiente calmo:** encontre um local tranquilo onde você não será interrompido. Pode ser útil desligar eletrônicos ou qualquer coisa que possa causar distrações.

- **Posicione-se confortavelmente:** deite-se de costas em uma superfície confortável, como uma cama ou tapete de ioga, com os joelhos dobrados e os pés apoiados no chão. Alternativamente, você pode sentar-se em uma cadeira com as costas retas e os pés apoiados no chão.

Passo 2: Posicionamento das mãos

- **Mãos sobre o abdômen e peito:** coloque uma mão sobre o peito e a outra sobre o abdômen. Esta posição ajudará a sentir o movimento do diafragma e garantir que a respiração esteja ocorrendo na área correta.

Passo 3: Inspiração

- **Inspire pelo nariz:** respire lentamente pelo nariz. Concentre-se em enviar o ar para a parte inferior dos pulmões, de modo que sua barriga suba enquanto seu peito permanece relativamente imóvel.

- **Sinta o movimento:** à medida que inspira, a mão sobre o abdômen deve subir enquanto a mão sobre o peito deve se mover muito pouco.

Passo 4: Expiração

- **Expire pela boca:** expire lentamente pela boca. Contraia suavemente os músculos abdominais para empurrar o ar para fora. Novamente, a mão sobre o abdômen deve descer enquanto a mão sobre o peito deve se mover pouco.
- **Faça uma expiração completa:** certifique-se de que a expiração seja completa, esvaziando totalmente os pulmões de ar.

Passo 5: Padrão de respiração

- **Estabeleça um ritmo:** continue a respirar lenta e profundamente, seguindo o mesmo padrão: inspire pelo nariz, expandindo o abdômen, e expire pela boca, contraindo o abdômen.
- **Duração da respiração:** cada ciclo de respiração (inspiração e expiração) deve durar cerca de 6 a 10 segundos. Tente inspirar por 4 segundos, manter por 2 segundos e expirar por 4 segundos.

Passo 6: Concentração e consciência

- **Foque na respiração:** concentre-se no ritmo da respiração e nas sensações do corpo. Se sua mente vagar, gentilmente traga seu foco de volta à respiração.
- **Relaxamento muscular:** à medida que você continua respirando profundamente, tente relaxar conscientemente os músculos do corpo, começando pelos pés e subindo até a cabeça.

Passo 7: Prática regular

- **Consistência:** pratique a respiração diafragmática diariamente. Comece com 5 a 10 minutos por sessão e aumente gradualmente o tempo conforme se sentir confortável.
- **Integração no dia a dia:** use a respiração diafragmática em situações de dor aguda ou de estresse para ajudar a controlar os sintomas e promover o relaxamento.

Benefícios da respiração diafragmática

- **Redução da dor:** ajuda a aliviar a dor crônica ao reduzir a tensão muscular e aumentar a circulação sanguínea.
- **Diminuição do estresse:** promove um estado de relaxamento, diminuindo os níveis de cortisol e a resposta ao estresse.
- **Melhora do sono:** pode melhorar a qualidade do sono, crucial para pacientes com dor crônica.
- **Aumento da consciência corporal:** promove uma melhor conexão mente-corpo, ajudando os pacientes a reconhecer e gerenciar melhor os sinais de dor.

> "Praticar regularmente a respiração diafragmática pode ser uma ferramenta poderosa para o manejo da dor crônica, proporcionando uma técnica não invasiva e eficaz para melhorar a qualidade de vida."

Chás e aromaterapia

A eficácia dos chás na gestão da dor crônica está amplamente relacionada às propriedades anti-inflamatórias e relaxantes. Chás como camomila, gengibre e cúrcuma podem ser integrados como adjuvantes seguros ao tratamento convencional, desde que não interfiram com medicamentos prescritos.

A aromaterapia é uma prática antiga que está ganhando reconhecimento científico moderno. Estudos clínicos randomizados têm mostrado que a inalação de certos óleos essenciais pode reduzir a ansiedade, melhorar a qualidade do sono e diminuir a percepção da dor. A lavanda, por exemplo, tem sido amplamente estudada pelas propriedades sedativas e ansiolíticas. No entanto, a resposta à aromaterapia pode ser subjetiva e variada entre indivíduos.

Os chás medicinais têm tido uma evidência cada vez mais forte, seja de camomila, gengibre ou hortelã-pimenta, com estudos que mostram um potencial controle da dor em comparação ao paracetamol ou anti-inflamatório.

MEDICAMENTOS SÃO IMPORTANTES NO TRATAMENTO. ENTENDA COMO AGEM

9

Entenda por que você toma antidepressivos, anticonvulsivantes, ou mesmo canabidiol, para a dor. A dor crônica pode ser uma batalha, mas você é um guerreiro. Cada dia é uma nova chance de lutar e encontrar caminhos para o alívio e a paz.

A dor crônica é uma condição complexa que pode exigir uma abordagem multifacetada para o tratamento eficaz. Entre as várias estratégias disponíveis, os medicamentos desempenham papel crucial no alívio dos sintomas e na melhora da qualidade de vida dos pacientes. Neste capítulo, serão explorados os diferentes tipos de medicamentos frequentemente prescritos para o manejo da dor crônica, incluindo antidepressivos, anticonvulsivantes, opioides e canabidiol (CBD). Compreender o funcionamento desses medicamentos pode ajudá-lo a aceitar e aderir melhor ao regime de tratamento.

A escolha de um tratamento medicamentoso para a dor crônica é uma ferramenta fundamental e indispensável. Na fisiopatologia da origem da dor, o paciente tem uma série de mecanismos anormais no cérebro que se tornam disparos de percepção dolorosa, por isso o cérebro disfuncional precisa ser encarado e tratado de maneira diversa.

Quando o paciente tem dor persistente crônica, a máquina cerebral fica danificada e há diminuição de neurotransmissores como dopamina, serotonina, noradrenalina, que são substâncias fundamentais para o bem-estar. Existe redução de neurotransmissores e diminuição de opioides, endocanabinoides, a maconha endógena, mostrando que a maquinaria a nível molecular, microscópica, está doente. É nesse contexto que se justifica a prescrição de medicamentos.

"Você que sofre com dor crônica provavelmente deve estar tomando algum antidepressivo ou anticonvulsivante, ou mesmo foi prescrita a terapia canabinoide. Não é mesmo?"

A Organização Mundial de Saúde criou um protocolo para que o médico prescreva as medicações adequadas no tratamento da dor crônica. Uma espécie de escada analgésica da dor criada para dores oncológicas, ligadas ao câncer, que, hoje, é utilizada para dores também não oncológicas, como na lombar, cervicais e articulares, por exemplo.

Na proposta de tratamento medicamentoso da dor, é comum o uso de antidepressivos, anticonvulsivantes, antipsicóticos, opioide ou canabidiol.

"Por que são indicadas essas medicações? Elas estão na gênese de um cérebro doente. Os disparos de dor precisam ser paralisados com medicações como anticonvulsivantes. A percepção de sofrimento precisa ser reduzida com antidepressivos e antipsicóticos para atingir as áreas específicas do cérebro que deveriam liberar opioides endógenos e não faz."

Por esse motivo, é necessário o uso do opioide exógeno de fora; comprimido, por exemplo. Assim como tem crescido a terapia canabinoide, ou óleo da maconha, pelo poder de modulação que apresenta melhorando a percepção e a experiência de dor.

"Os antidepressivos são frequentemente utilizados no tratamento da dor crônica, não necessariamente porque os pacientes estão deprimidos, mas porque esses medicamentos podem influenciar os neurotransmissores no cérebro que afetam a percepção da dor."

Esses medicamentos são especialmente eficazes no tratamento de dores neuropáticas, como a neuropatia diabética e a fibromialgia, como: duloxetina, venlafaxina, amitriptilina, nortriptilina, fluoxetina e sertralina, melhorando o humor e o sono, ajudando a reduzir a percepção da dor.

Os anticonvulsivantes foram originalmente desenvolvidos para tratar a epilepsia, porém estudos comprovaram a eficácia desses medicamentos no controle da dor neuropática, aquela que arde ou queima, e provoca dormência. Eles funcionam inibindo a transmissão anormal de sinais de dor, como: gabapentina, pregabalina e carbamazepina.

Essas são medicações muito utilizadas em pacientes que têm dor crônica. Seja a gabapentina e a pregabalina nos pacientes que têm dor que arde ou queima, como na dor ciática ou na dor do herpes zoster, por exemplo, seja naqueles que têm neuralgia do trigêmeo e tomam carbamazepina ou oxcarbazepina, ambos anticonvulsivantes com eficácia comprovada.

É importante saber que essas medicações têm efeitos colaterais. Alguns são efeitos adversos considerados "positivos", como um paciente com dor crônica que não dorme bem, ao utilizar pregabalina, tem significativa melhora, uma vez que ela dá um pouco de sonolência. Assim também acontece com o uso da carbamazepina, receitada para a neuralgia do trigêmeo. É fundamental o paciente ser acompanhado por médico especialista para prescrever as doses adequadas.

"Os opioides são uma classe potente de analgésicos frequentemente utilizados no manejo da dor crônica moderada a severa, especialmente quando outras terapias não são eficazes."

Eles atuam ligando-se aos receptores opioides no sistema nervoso central, modulando a transmissão da dor e alterando a percepção dela pelo paciente. Existem vários tipos, nem todo opioide é igual ao outro. Exemplos: morfina, oxicodona, tramadol, tapentadol, metadona e os adesivos transdérmicos de fentanil são utilizados para fornecer analgesia contínua e estável em pacientes com dor crônica.

A prescrição de opioides requer uma abordagem cautelosa e bem monitorada devido aos riscos associados, incluindo dependência, overdose e efeitos colaterais adversos. É essencial realizar uma avaliação completa do paciente antes de iniciar a terapia com opioides, monitorar regularmente a eficácia do tratamento e a presença de efeitos adversos. Estratégias para minimizar os riscos incluem a prescrição da menor dose eficaz, o uso de contratos de tratamento e o monitoramento regular do uso de medicamentos. Por isso o reforço da necessidade de ter acompanhamento com um especialista.

O canabidiol (CBD) é um composto não psicoativo, derivado da planta de *cannabis*, que tem ganhado crescente atenção como uma opção terapêutica para a dor crônica.

"O CBD atua em diversos sistemas de neurotransmissores no cérebro e nos tecidos, incluindo o sistema endocanabinoide, que está envolvido na regulação da dor, inflamação e outros processos fisiológicos."

Estudos científicos sugerem que o CBD pode ser eficaz na redução da dor e da inflamação em várias condições crônicas, incluindo artrite, dor neuropática e fibromialgia. O CBD tem boa margem de segurança, com poucos efeitos colaterais graves relatados. Além disso, a dor crônica frequentemente interfere no sono, e o CBD pode ajudar a melhorar a qualidade do sono, aliviando a dor e promovendo o relaxamento. Pacientes com dor crônica frequentemente sofrem de ansiedade e depressão, e o CBD tem propriedades ansiolíticas e antidepressivas que podem melhorar a saúde mental desses pacientes. Ao contrário dos opioides, o CBD tem um perfil de segurança favorável e um baixo risco de dependência e efeitos colaterais graves.

O tratamento medicamentoso da dor crônica é uma área complexa e em constante evolução, exigindo uma abordagem personalizada para cada paciente. Antidepressivos, anticonvulsivantes, opioides e canabidiol representam opções valiosas no arsenal terapêutico, cada um com os próprios benefícios e desafios. A escolha assertiva do médico na primeira estratégia é fundamental para o engajamento do paciente junto ao tratamento.

A seleção apropriada de medicamentos, a titulação cuidadosa das doses e o monitoramento regular são essenciais para maximizar os benefícios terapêuticos e minimizar os riscos associados. A colaboração interdisciplinar e o engajamento ativo dos pacientes no manejo da dor são fundamentais para alcançar resultados clínicos positivos e melhorar a qualidade de vida daqueles que sofrem com a dor crônica.

TRATAMENTOS AVANÇADOS PARA O ALÍVIO DA DOR

10

A dor pode ser uma batalha constante, mas a cada tratamento e inovação, estamos um passo mais perto de recuperar a vida plena e sem sofrimento que você merece.

Como médico da dor e neurocirurgião, tenho acompanhado de perto os avanços nas técnicas minimamente invasivas para o manejo da dor crônica. Esses tratamentos oferecem novas esperanças para pacientes que não respondem adequadamente às terapias convencionais. Por isso, este capítulo abordará bloqueios nervosos, radiofrequência, toxina botulínica, eletrodos medulares e terapia por ondas de choque, explorando mecanismos, aplicações clínicas e evidências científicas.

Vamos começar com um caso bem comum que chega ao meu consultório:

João, gerente de vendas de 45 anos, começou a sentir uma dor lombar persistente há três anos, que piorou com o tempo, dificultando suas atividades diárias. Após exames, foi diagnosticado com hérnia de disco lombar e tentou tratamentos conservadores como fisioterapia e medicação, sem sucesso duradouro. A dor afetou sua qualidade de vida e sua saúde mental, levando-o a tentar acupuntura e quiropraxia, igualmente ineficazes.

Com a persistência da dor, João passou por uma cirurgia de descompressão lombar, mas os resultados foram decepcionantes. Desesperado, ele seguiu a recomendação de um novo tratamento: bloqueio ou infiltração na coluna e radiofrequência ou rizotomia lombar. Após as primeiras sessões, João experimentou alívio temporário, que aumentou significativamente com tratamentos adicionais que foram retomados de maneira adequada.

O regime de bloqueios e radiofrequência, combinado com fisioterapia, melhorou sua postura e fortaleceu os músculos lombares. Gradualmente, João retomou suas atividades diárias, voltou a trabalhar efetivamente e recuperou sua autoestima e autonomia.

"A história de João ilustra a complexidade do tratamento da dor lombar crônica e a importância de uma abordagem multidisciplinar. Com a combinação certa de tratamentos, João e outros pacientes como você conseguirão gerenciar a dor e recuperar sua qualidade de vida."

A jornada do paciente que sofre com dor crônica deve ser desenhada sob uma visão multimodal. Desde o tratamento otimizado e multidisciplinar, feito por uma equipe especializada, até o tratamento médico do ponto de vista intervencionista, cada abordagem é estratégica.

"Para aqueles pacientes que são refratários ao tratamento médico conservador em associação com todos os ajustes de dieta, sono e reabilitação, deve-se oferecer algum tratamento avançado minimamente invasivo."

Quando o paciente necessita de alguma intervenção, é importante o médico da dor atuar como se estivesse diante de um jogo de xadrez. Primeiro, ele deve traçar uma estratégia para orientar a jornada de forma alinhada com a expectativa do paciente. Existe uma diversidade de tecnologias e de estratégias minimamente invasivas e não invasivas que ganham destaque no Brasil e no mundo. Estamos falando de tratamentos intervencionistas para diversas doenças. Para cada tipo de dor, existe um procedimento a ser proposto; porém, isso não quer dizer que todo paciente vai precisar de um procedimento.

Por exemplo, se uma paciente com enxaqueca crônica, com dor de cabeça latejante e incapacitante, náusea, vômito, piora com a luz e barulho, não está melhorando com tratamento medicamentoso, liberação miofascial e psicoterapia, pode-se empregar tratamentos minimamente invasivos, como a toxina botulínica.

O Botox®, ou a toxina botulínica, é a ferramenta que ganha espaço cada vez maior na medicina da dor. A toxina botulínica, mais conhecida por seu uso estético, também tem aplicações médicas significativas no tratamento da dor crônica, por bloquear a liberação de neurotransmissores que mediam a dor e a contração muscular.

"Estudos clínicos comprovam a eficácia da toxina botulínica no tratamento de enxaquecas crônicas, com muitos pacientes experimentando uma redução significativa na frequência e intensidade das crises. Para dores musculoesqueléticas, a toxina botulínica pode aliviar espasmos e melhorar a função muscular."

A aplicação da toxina botulínica segue um protocolo internacional para o tratamento da enxaqueca, no qual a substância é colocada em pontos específicos do crânio e pescoço para o tratamento da dor de cabeça do tipo enxaqueca crônica, quadro em que o paciente tem 15 ou mais crises dentro de um mês.

No paciente que tem dor crônica por conta da enxaqueca, a toxina botulínica quando aplicada seguindo o protocolo recomendado de cada três a quatro meses durante um ano, ou seja, três a quatro aplicações dentro de um ano, existe o controle de dor, a parada de crises, de ida às emergências, de diminuição de analgésicos em mais de 70% dos pacientes que aplicaram a tecnologia. Trata-se de um procedimento minimamente invasivo, feito no consultório, sem grandes riscos. O procedimento requer algumas recomendações e a *expertise* do profissional médico que faz a aplicação em localizações específicas, reduzindo os riscos.

A toxina botulínica é muito segura e utilizada em diversos tipos de práticas, como em dores lombares e miofasciais. Alguns pacientes têm dores lombares persistentes por contratura muscular incapacitante, e o tratamento ameniza tanto a dor de cabeça, o arrochamento pelos músculos do crânio, a dor lombar e a contratura das musculaturas flexoras da coluna lombar e do quadril.

A mesma toxina botulínica também pode ser utilizada nas dores que ardem e queimam, como a neuropatia diabética, que afeta mais de 60% dos diabéticos por ser uma inflamação dos nervos dos pés por conta do diabetes compensado. Além de otimizar o tratamento do diabetes, o paciente pode utilizar estratégias com a toxina botulínica em pontos específicos e paralisar a transmissão da dor. Trata-se de uma neuromodulação minimamente invasiva nas terminações nervosas que estão doentes.

Outra estratégia muito utilizada são os bloqueios nervosos que envolvem a injeção de anestésicos locais, frequentemente combinados com corticosteroides diretamente nos nervos ou nos gânglios responsáveis pela transmissão da dor. Esse procedimento visa interromper temporariamente os sinais de dor, proporcionando alívio imediato.

Os bloqueios, ou infiltrações, podem ser guiados por um ultrassom ou por um raio-x, com uma agulha que paralisa a transmissão da dor. Podem ser utilizados analgésicos, ortobiológicos, aspirados da medula óssea, ácido hialurônico e corticoide, para diminuir a inflamação do complexo de dor crônica, fazendo com que o paciente sofra menos e otimize o resultado com a fisioterapia.

"É sempre bom lembrar que os bloqueios, ou infiltrações, são o primeiro passo quando não se responde ao tratamento medicamentoso clássico com a reabilitação, para entender o que tem causado a dor. Como o bloqueio inibe um determinado nervo ou uma determinada estrutura? Se o paciente melhorar, a causa da dor foi localizada."

Os bloqueios também podem ser utilizados em articulações, direcionando-os em músculos, fáceas e articulações, como joelhos, por exemplo. Na artrite e na artrose, pode-se utilizar tanto ácido hialurônico como corticoide, com o objetivo de diminuir a inflamação e o desgaste, melhorando o processo regenerativo. A eficácia e a duração do alívio variam; e o procedimento pode precisar ser repetido periodicamente.

"A radiofrequência envolve a aplicação de calor gerado por ondas de rádio para desativar nervos específicos, interrompendo a transmissão dos sinais de dor."

Trata-se de um procedimento minimamente invasivo que prolonga o tempo de duração de um bloqueio. Em vez de jogar uma medicação que desinflama o nervo ou que paralisa a função dele durante um período que dura alguns meses, a radiofrequência pode durar anos de resultado.

Realizado o bloqueio e percebida a melhora, caso o paciente volte a ter dor, o médico deve indicar uma radiofrequência, tecnologia em que, na ponta da agulha, há uma temperatura específica e a criação de um campo eletromagnético. Esse campo eletromagnético em cima de uma estrutura nervosa traz bom controle da dor, melhorando a qualidade de vida, o movimento, o sono e o bem-estar.

"A neuromodulação invasiva consiste em cirurgias minimamente invasivas em que são colocados eletrodos ao longo da medula espinhal. Esses eletrodos emitem impulsos elétricos que interferem com os sinais de dor enviados ao cérebro. Imagine um chip na sua medula de maneira minimamente invasiva. Uma pequena agulha coloca um eletrodo bem fino, o qual paralisa a transmissão da dor."

Pacientes que têm dor na lombar crônica persistente, mesmo depois da cirurgia na coluna, podem reduzir essas dores com a colocação de um eletrodo em cima da região da medula. O eletrodo medular é uma tecnologia que vem revolucionando e trazendo aumento do controle de dor. A estimulação medular tem sido amplamente estudada e é considerada eficaz para várias condições de dor crônica, especialmente dores neuropáticas que ardem e queimam, como dor do nervo ciático, dor da neuralgia do trigêmeo, dor por herpes zoster e neuropatias como diabetes. Estudos mostram que muitos pacientes experimentam redução significativa da dor e melhora na qualidade de vida. Isso faz com que o paciente entenda que existe um arsenal imenso de tecnologias que pode ser utilizado, oferecendo qualidade de vida e mostrando que existe vida além da dor.

Não posso deixar de reforçar que o resultado dos tratamentos avançados está associado às reais implementações de mudanças de hábitos necessários para todo paciente com dor crônica. Depositar expectativas apenas no procedimento médico não é adequado nem suficiente, frente à complexidade da doença dor crônica.

O PODER DO HÁBITO PARA O SUCESSO DO TRATAMENTO DA DOR CRÔNICA

11

Lembre-se de que cada passo em direção ao alívio da dor é um passo em direção a uma vida plena e feliz. Mantenha-se firme em sua jornada, pois a persistência é a chave para superar a dor crônica.

A dor crônica é definida como dor que persiste por mais de três meses, frequentemente sem uma causa clara ou resolução fácil. Além dos tratamentos médicos, os hábitos diários, como mudanças no estilo de vida e comportamentos, desempenham papel crucial no manejo da dor crônica.

Compreender como os hábitos se formam e como podem ser modificados é essencial para melhorar a qualidade de vida dos pacientes. Este capítulo tem como objetivo explicar o poder dos hábitos para o sucesso no tratamento da dor crônica, incluindo como o cérebro cria comportamentos, a importância da persistência e de estratégias práticas para a formação de hábitos saudáveis.

Quando estamos falando de tratamento otimizado da dor crônica, o paciente que tem esse tipo de dor apresenta um cérebro disfuncional. Qualquer tipo de dor crônica vai gerar uma disfunção, uma desordem na maquinaria de percepção de dor. Isso acontece por uma adaptabilidade, por um *modus operandi* disfuncional.

Plasticidade é a capacidade de criar caminhos neuronais tanto para o bem quanto para o mal. Por exemplo, depois de um AVC, com o trabalho da fisioterapia, o paciente recupera a força, criando caminhos graças à plasticidade. Assim também acontece quando o paciente repete constantemente que está com dor, a plasticidade terá a mesma percepção de dor em um processo de cronificação e a pessoa sentirá dor mesmo que a causa inicial não exista mais.

Quando o paciente tem memória cerebral associada à experiência da dor, é fundamental desenvolver hábitos que sejam saudáveis, para que consiga diminuir a percepção dolorosa. O cérebro do paciente com dor tem um *modus operandi* de transmissão persistentemente, por isso é necessário estimular o cérebro para seguir um novo caminho.

"Na construção de um novo *modus operandi*, o paciente tem que ser estimulado a permanecer em um novo desafio: criar um novo cérebro, mais funcional."

Para isso, o cérebro tem que ser estimulado com uma sequência de hábitos que tragam o que se chama de um *loop* de hábito, entendendo que a criação da rotina do comportamento é fundamental e a recompensa fará toda a diferença.

A capacidade do cérebro de mudar e se adaptar, conhecida como *plasticidade neural*, é fundamental na formação de novos hábitos. Repetir um comportamento ao longo do tempo fortalece as conexões neurais associadas a esse comportamento, tornando-o automático.

COMO O CÉREBRO CRIA HÁBITOS?

Os hábitos são padrões de comportamentos aprendidos que ocorrem automaticamente em resposta a certos estímulos. São formados por meio de um processo conhecido como *loop* do hábito, que consiste em três componentes principais: a *deixa*, a *rotina* e a *recompensa*.

Deixa é o gatilho que inicia o comportamento: um sentimento, um horário do dia, uma localização, entre outros. *Rotina* é o comportamento ou ação que se segue ao gatilho.

Recompensa é a satisfação ou benefício obtido ao completar a rotina, reforçando a repetição do comportamento.

"Para formar novos hábitos saudáveis, especialmente no contexto da dor crônica, é importante:

- **Identificar deixas: reconhecer os gatilhos que iniciam comportamentos negativos ou indesejados.**
- **Substituir rotinas: introduzir ações positivas em resposta a esses gatilhos.**
- **Recompensar-se: encontrar maneiras de recompensar-se por completar comportamentos saudáveis."**

A persistência é vital para a formação de novos hábitos. Formar um novo hábito pode levar de algumas semanas a vários meses, dependendo da complexidade do comportamento e da consistência na sua prática.

CONSISTÊNCIA

A prática consistente é crucial para fortalecer os novos padrões neurais associados aos hábitos saudáveis. Pequenas ações diárias repetidas regularmente podem levar a mudanças significativas ao longo do tempo.

SUPERAÇÃO DE OBSTÁCULOS

Desafios e contratempos são comuns na formação de novos hábitos. A persistência envolve a capacidade de superar esses obstáculos e continuar perseguindo objetivos de longo prazo, mesmo quando os resultados não são imediatos.

APOIO SOCIAL

O apoio de familiares, amigos e profissionais de saúde pode aumentar a motivação e a persistência. Ter um sistema de suporte ajuda a manter o foco e a determinação, especialmente nos momentos difíceis.

A incorporação de hábitos saudáveis no manejo da dor crônica pode melhorar significativamente a qualidade de vida dos pacientes. Aqui estão algumas estratégias práticas para desenvolver esses hábitos.

EXERCÍCIO FÍSICO REGULAR

O exercício físico é um componente crucial no manejo da dor crônica, já que ajuda a melhorar a força muscular, a flexibilidade e a resistência, além de liberar endorfinas, que são analgésicos naturais do corpo.

- **Comece devagar:** inicie com atividades leves, como caminhadas ou alongamentos.
- **Aumente gradualmente:** aumente a intensidade e a duração das atividades à medida que o corpo se adapta.
- **Encontre o que gosta:** escolha atividades que sejam agradáveis para aumentar a probabilidade de adesão.

TÉCNICAS DE RELAXAMENTO E MEDITAÇÃO

O estresse pode exacerbar a dor crônica, por isso técnicas de relaxamento e meditação ajudam a reduzir o estresse e a promover sensação de bem-estar.

- **Prática diária:** reserve um tempo diariamente para praticar técnicas de relaxamento, como respiração profunda, meditação ou ioga.
- **Ambiente tranquilo:** escolha um ambiente calmo e livre de distrações para maximizar os benefícios.

SONO DE QUALIDADE

A qualidade do sono tem impacto significativo na percepção da dor. Hábitos saudáveis de sono são essenciais para a gestão da dor crônica.

- **Rotina de sono:** estabeleça uma rotina regular de sono, indo para a cama e acordando no mesmo horário todos os dias.
- **Ambiente adequado:** crie um ambiente propício para o sono, com um quarto escuro, silencioso e confortável.

ALIMENTAÇÃO SAUDÁVEL

Uma alimentação equilibrada pode influenciar a desinflamação e a percepção da dor. Por esse motivo, incorporar hábitos alimentares saudáveis é fundamental para o bem-estar geral.

- **Dieta balanceada:** inclua uma variedade de alimentos ricos em nutrientes como frutas, vegetais, proteínas magras e gorduras saudáveis.
- **Hidratação:** beba bastante água ao longo do dia para manter o corpo hidratado.

GERENCIAMENTO EMOCIONAL

A dor crônica pode levar a problemas emocionais, como ansiedade e depressão. Desenvolver hábitos de gerenciamento emocional é crucial para a saúde mental.

- **Terapia cognitivo-comportamental:** considere a terapia cognitivo-comportamental (TCC) para aprender a lidar com pensamentos e comportamentos negativos.
- **Apoio profissional:** procure o apoio de psicólogos ou psiquiatras especializados em dor crônica.

ESTABELECIMENTO DE METAS

Definir metas realistas e alcançáveis é uma estratégia eficaz para motivar a formação de novos hábitos.

- **Metas de curto prazo:** estabeleça metas diárias ou semanais para manter o foco e a motivação.
- **Metas de longo prazo:** tenha objetivos de longo prazo para direcionar os esforços e medir o progresso ao longo do tempo.

EXEMPLOS PRÁTICOS

Para ilustrar a eficácia dos hábitos no manejo da dor crônica, apresento alguns estudos de casos e exemplos práticos de pacientes que transformaram suas vidas pela adoção de hábitos saudáveis.

Caso 1: João e a atividade física

João, um paciente com dor lombar crônica, incorporou a atividade física em sua rotina diária. Ele começou com caminhadas leves e, gradualmente, passou a praticar natação e alongamentos. Após seis meses, ele relatou uma redução significativa na dor e uma melhora na qualidade de vida.

Caso 2: Maria e a meditação

Maria, diagnosticada com fibromialgia, adotou a meditação como parte de seu manejo da dor. Ela reservava 20 minutos todas as manhãs para meditar. Após três meses, notou uma redução na ansiedade e nos níveis de dor, além de maior sensação de bem-estar.

Caso 3: Pedro e a alimentação saudável

Pedro, um paciente com artrite reumatoide, mudou a dieta para incluir mais alimentos anti-inflamatórios, como peixes ricos em ômega-3, frutas e vegetais. Após quatro meses, ele observou uma diminuição na inflamação e na dor, além de aumento na energia.

Os hábitos desempenham papel fundamental no sucesso do tratamento da dor crônica. Compreender como o cérebro cria hábitos, a importância da persistência e as estratégias práticas para a formação de hábitos saudáveis pode transformar a vida dos pacientes. Incorporar hábitos como exercício físico, técnicas de relaxamento, sono de qualidade, alimentação saudável e gerenciamento emocional pode proporcionar alívio significativo e melhorar a qualidade de vida. A chave é a consistência e a persistência, com o apoio adequado, para garantir que esses hábitos se tornem parte integral da vida diária do paciente.

REFERÊNCIAS

Referências teóricas utilizadas na construção do capítulo 1: Calma, você não está só

WORLD HEALTH ORGANIZATION. *International classification of diseases 11th revision (ICD-11)*. Genebra: WHO, 2019.

INTERNATIONAL ASSOCIATION FOR THE STUDY OF PAIN. *Classification of chronic pain: descriptions of chronic pain syndromes and definitions of pain terms.* Washington, DC: IASP, 2017.

GATCHEL, R. J.; PENG, Y. B.; PETERS, M. L.; FUCHS, P. N.; TURK, D. C. The biopsychosocial model of pain: *Review of scientific evidence*. 2007.

BAIR, Matthew J.; ROBINSON, Rebecca L.; KATON, Wayne; KROENKE, Kurt. Depression and pain comorbidity: A literature review. *Archives of Internal Medicine*, Chicago, IL, v. 163, n. 20, p. 2433-2445, 2003.

VOS, Theo; ABAJOBIR, Amanuel Alemayehu; ABATE, Kalkidan Hassen; et al. Global, regional, and national incidence, prevalence, and years lived with disability for 328 diseases and injuries for 195 countries, 1990 -2016: A systematic analysis for the global burden of disease study 2016. *The Lancet*, Londres, v. 390, p. 1211-1259, set. 2017.

TSANG, A. et al. Common chronic pain conditions in developed and developing countries: gender and age differences and comorbidity with depression-anxiety disorders. *The journal of pain*, v. 9, n. 10, p. 883-91, 2008.

DIONNE, R. A.; DE COSTER, C. The impact of pain on quality of life: A review of the literature. 2012.

TURK, D. C. The role of psychological factors in chronic pain. *Acta Anaesthesiologica Scandinavica*, v. 43, n. 9, p.885-888, abr. 2003.

LINTON, S. J.; SHAW, W. S. Impact of psychological factors in the experience of pain. *Physical Therapy*, Oxford, v. 91, n. 5, p. 700–711, 2011.

BRENNAN, F. et al. Pain management: a fundamental human right. *Anesthesia and analgesia*, v. 105, n. 1, p. 205-21, 2007.

NATIONAL ACADEMIES OF SCIENCES, ENGINEERING, AND MEDICINE et al. Pain management and the opioid epidemic: balancing societal and individual benefits and risks of prescription opioid use. Washington, D. C.: The National Academies Press, 2013.

EISENBERG, D. M.; DAVIS, R. B. Prevalence of complementary and alternative medicine use among adults in the United States: Results from the 2007 National Health Interview Survey. 2009.

Referências teóricas utilizadas na construção do capítulo 2: O que é dor?

INTERNATIONAL ASSOCIATION FOR THE STUDY OF PAIN (IASP). *Definição e conceitos de dor.* Disponível em: www.iasp-pain.org. Acesso em: 20 ago. 2024.

MELZACK, Ronald; WALL, Patrick David. Pain mechanisms: A new theory. *Science*, Washington, v. 150, n. 3699, p. 971-979, nov. 1965.

AMERICAN PAIN SOCIETY. Assessment and management of pain. Chicago: *American Pain Society*, 2008.

MCMAHON, Stephen B.; KOLTZENBURG, Martin. *Wall & Melzack's textbook of pain.* 5. ed. Amsterdam: Elsevier, 2006.

BORSOOK, D.; BECERRA, L.; CARLEZON, W. A. Neuroimaging in pain and analgesia. *Pain Research and Treatment*, Nova York, Springer, 2007.

TREEDE, Rolf-Detlef; RIEF, Winfried; BARKE, Antonia; et al. A classification of chronic pain for ICD-11. *Pain*, Filadélfia, v. 156, n. 6, p. 1003-1007, jun. 2015.

TURK, Dennis C.; MELZACK, Ronald. *Handbook of pain assessment.* 3. ed. Nova York: Guilford Press, 2011.

JENSEN, Mark P.; TURK, Dennis C. Contributions of psychology to the understanding and treatment of people with chronic pain. *American Psychologist*, Washington, v. 69, n. 2, p. 105-118, mar. 2014.

KROENKE, Kurt; SPITZER, Robert L. The PHQ-9: A new depression and diagnostic severity measure. *Psychiatric Annals*, Nova York, v. 32, n. 9, p. 509-515, set. 2002.

MOULIN, Dwight E.; CLARK, Alexander J.; SPEECHLEY, Mark; MORLEY-FORSTER, Patricia K. Chronic pain in Canada: Prevalence, treatment, impact and the role of opioid analgesia. *Pain Research & Management*, Toronto, v. 7, n. 4, p. 179-184, dez. 2002.

BENNETT, Robert M. Fibromyalgia: Present to future. *Current Rheumatology Reports*, Nova York, v. 7, n. 5, p. 371-376, set. 2005.

CLAUW, Daniel J. Fibromyalgia: A clinical review. *JAMA*, Chicago, v. 311, n. 15, p. 1547-1555, abr. 2014.

WOOLF, Clifford J.; MANNION, Richard J. Neuropathic pain: Aetiology, symptoms, mechanisms, and management. *The Lancet*, Londres, v. 353, n. 9168, p. 1959-1964, jun. 1999.

APKARIAN, A. Vania; BALIKI, Marwan N.; GEHA, Paul Y. Towards a theory of chronic pain. Progress in Neurobiology, Oxford, v. 87, n. 2, p. 81-97, fev. 2009.

TRACEY, Irene; BUSHNELL, M. Catherine. How neuroimaging studies have challenged us to rethink: Is chronic pain a disease? *The Journal of Pain*, St. Louis, v. 10, n. 11, p. 1113-1120, nov. 2009.

SIDDALL, Philip J.; COUSINS, Michael J. Persistent pain as a disease entity: Implications for clinical management. *Anesthesia & Analgesia*, Nova York, v. 99, n. 2, p. 510-520, ago. 2004.

MELZACK, Ronald. Pain and the neuromatrix in the brain. *Journal of Dental Education*, Washington, v. 65, n. 12, p. 1378-1381, dez. 2001.

EISENBERG, E.; VENDER, S. *The science of pain: Pain research, management, and clinical application.* Nova York: McGraw-Hill Education, 2009.

HARSTALL, C.; OSPINA, M. How prevalent is chronic pain? *Pain Clinical Updates*, Seattle, v. 11, n. 2, p. 1-4, 2003.

KROENKE, Kurt; CHEVILLE, Andrea. Management of chronic pain in the aftermath of the opioid backlash. *JAMA*, Chicago, v. 317, n. 23, p. 2365-2366, jun. 2017.

Referências teóricas utilizadas na construção do capítulo 3: Entenda de uma vez por todas a diferença entre dor aguda e dor crônica

INTERNATIONAL ASSOCIATION FOR THE STUDY OF PAIN (IASP). *Definições e conceitos de dor aguda e crônica.* Disponível em: www.iasp-pain.org. Acesso em: 20 ago. 2024.

ORGANIZAÇÃO MUNDIAL DA SAÚDE (OMS). *Classificação e tratamento da dor.* Disponível em: www.who.int. Acesso em: 20 ago. 2024.

AMERICAN ACADEMY OF PAIN MEDICINE (AAPM). *Guidelines for the treatment of acute and chronic pain.* Disponível em: www.painmed.org. Acesso em: 20 ago. 2024.

JENSEN, Mark P.; TURK, Dennis C. Contributions of psychology to the understanding and treatment of people with chronic pain. *American Psychologist*, Washington, v. 69, n. 2, p. 105-118, mar. 2014.

INSTITUTE OF MEDICINE (IOM). Relieving pain in America: A blueprint for transforming prevention, care, education, and research. Washington, DC: *The National Academies Press*, 2011. Disponível em: www.nap.edu. Acesso em: 20 ago. 2024.

MELZACK, Ronald; WALL, Patrick David. Pain mechanisms: A new theory. *Science*, Washington, v. 150, n. 3699, p. 971-979, nov. 1965.

TURK, D. C.; OKIFUJI, A. Pain terms and taxonomies of pain. In: LOESER, J. D. et al (Orgs.), *Bonica's management of pain*. 3. ed. Philadelphia: Lippincott Williams & Wilkins, p. 17–25

BONICA, John J. *The management of pain*. 2. ed. Filadélfia: Lea & Febiger, 1990.

BENNETT, Robert M. Fibromyalgia: Present to future. *Current Rheumatology Reports*, Nova York, v. 7, n. 5, p. 371-376, set. 2005.

CLAUW, Daniel J. Fibromyalgia: A clinical review. *JAMA*, Chicago, v. 311, n. 15, p. 1547-1555, abr. 2014.

RUSSELL, Issac Jon; LARSON, Alice A. Neurophysiopathogenesis of fibromyalgia syndrome: A unified hypothesis. *Rheumatic Disease Clinics of North America*, Filadélfia, v. 35, n. 2, p. 275-291, maio 2009.

MOULIN, Dwight E.; CLARK, Alexander J.; SPEECHLEY, Mark; MORLEY-FORSTER, Patricia K. Chronic pain in Canada: Prevalence, treatment, impact and the role of opioid analgesia. *Pain Research & Management*, Toronto, v. 7, n. 4, p. 179-184, dez. 2002.

SIDDALL, Philip J.; COUSINS, Michael J. Persistent pain as a disease entity: Implications for clinical management. *Anesthesia & Analgesia*, Nova York, v. 99, n. 2, p. 510-520, ago. 2004.

APKARIAN, A. Vania; BALIKI, Marwan N.; GEHA, Paul Y. Towards a theory of chronic pain. *Progress in Neurobiology*, Oxford, v. 87, n. 2, p. 81-97, fev. 2009.

TRACEY, Irene; BUSHNELL, M. Catherine. How neuroimaging studies have challenged us to rethink: Is chronic pain a disease? *The Journal of Pain*, St. Louis, v. 10, n. 11, p. 1113-1120, nov. 2009.

BORSOOK, David; MALEKI, Nasim; BECERRA, Lino; MCEWEN, Bruce. Understanding migraine through the lens of neuroimaging: Insights into the disorder and its implications for treatment. *The Journal of Neuroscience*, Washington, v. 32, n. 17, p. 5825-5830, jan. 2012.

HARSTALL, C.; OSPINA, M. How prevalent is chronic pain? *Pain Clinical Updates*, Seattle, v. 11, n. 2, p. 1-4, 2003.

WIFFEN, Philip J.; DERRY, Sheena; MOORE, R. Andrew; ALDINGTON, Dominic; COLE, Peter. Antiepileptic drugs for neuropathic pain and fibromyalgia. *Cochrane Database of Systematic Reviews*, Londres, n. 11, CD010567, nov. 2013.

HÄUSER, Winfried; PETZKE, Frank; SOMMER, Claudia. Comparative efficacy and harms of duloxetine, milnacipran, and pregabalin in fibromyalgia syndrome. *The Journal of Pain*, Filadélfia, v. 11, n. 6, p. 505-521, jun. 2010.

KROENKE, Kurt; CHEVILLE, Andrea. Management of chronic pain in the aftermath of the opioid backlash. *JAMA*, Chicago, v. 317, n. 23, p. 2365-2366, jun. 2017.

Referências teóricas utilizadas na construção do capítulo 4: Por que desenvolvi dor crônica?

Definição e natureza da dor crônica:

MERSKEY, Harold; BOGDUK, Nikolai. *Classification of chronic pain: Descriptions of chronic pain syndromes and definitions of pain terms.* Seattle: IASP Press, 1994.

Causas físicas da dor crônica:

LOESER, John D.; TREEDE, Rolf-Detlef. The Kyoto protocol of IASP Basic Pain Terminology. *Pain*, Filadélfia, v. 137, n. 3, p. 473-477, jul. 2008.

BORENSTEIN, David G. Chronic low back pain. *Rheumatic Disease Clinics of North America*, Filadélfia, v. 22, n. 3, p. 439-456, ago. 1996.

Condições médicas associadas:

SARZI-PUTTINI, Piercarlo; ATZENI, Fabiola; MEASE, Philip J. Chronic widespread pain: From peripheral to central evolution. *Best Practice & Research Clinical Rheumatology*, Londres, v. 25, n. 2, p. 133-139, abr. 2011.

WOLFE, Frederick; ROSS, Kathryn; ANDERSON, Janice; RUSSELL, I. Jon.; HEBERT, Liesi. The prevalence and characteristics of fibromyalgia in the general population. *Arthritis & Rheumatism*, Filadélfia, v. 38, n. 1, p. 19-28, jan. 1995.

Impacto dos fatores psicossociais e emocionais:

GATCHEL, Robert J.; PENG, Yuan Bo; PETERS, Madelon L.; FUCHS, Perry N.; TURK, Dennis C. The biopsychosocial approach to chronic pain: Scientific advances and future directions. *Psychological Bulletin*, Washington, D.C., v. 133, n. 4, p. 581-624, jul. 2007.

BANKS, Sara M.; KERNS, Robert D. Explaining high rates of depression in chronic pain: A diathesis-stress framework. *Psychological Bulletin*, Washington, D.C., v. 119, n. 1, p. 95-110, jan. 1996.

Interconexão entre dor crônica e distúrbios psicológicos:

TURNER, Judith A.; JENSEN, Mark P. Efficacy of cognitive therapy for chronic low back pain. *Pain*, [S.l.], v. 52, n. 2, p. 169-177, fev. 1993.

KEEFE, Francis J.; RUMBLE, Meredith E.; SCIPIO, Cindy D.; GIORDANO, Louis A.; PERRI, LisaCaitlin M. Psychological aspects of persistent pain: Current state of the science. *The Journal of Pain*, [S.l.], v. 5, n. 4, p. 195-211, maio 2004.

Estilo de vida e hábitos de saúde:

DIONNE, Clermont E.; DUNN, Kate M.; CROFT, Peter R. Does back pain prevalence really decrease with increasing age? A systematic review. *Age and Ageing*, [S.l.], v. 35, n. 3, p. 229-234, maio 2006.

CHOU, Roger; SHEKELLE, Paul G. Will this patient develop persistent disabling low back pain? *JAMA*, Chicago, v. 303, n. 13, p. 1295-1302, abr. 2010.

Fatores de risco associados à dor crônica:

HOY, D.; BROOKS, P.; BLYTH, F.; BUCHBINDER, R. The epidemiology of low back pain. *Best Practice & Research Clinical Rheumatology*, Londres, v. 24, n. 6, p. 769-781, dez. 2010.

VON KORFF, Michael; SAUNDERS, Kathleen. The course of back pain in primary care. *Spine*, Philadelphia, v. 21, n. 24, p. 2833-2837, dez. 1996; discussão p. 2838-2839.

Influência do ambiente e genética:

PINCUS, Tamar; BURTON, A. Kim; VOGEL, Steve; FIELD, Andy P. A systematic review of psychological factors as predictors of chronicity/disability in prospective cohorts of low back pain. *Spine*, Philadelphia, v. 27, n. 5, mar. 2002.

MACFARLANE, Gray J.; MCBETH, John; SILMAN, Alan J. Widespread body pain and mortality: Prospective population based study. *BMJ*, Londres, v. 323, n. 7314, p. 662-665, set. 2001.

Abuso de substâncias e analgésicos:

SULLIVAN, Mark D.; EDLUND, Mark J.; FAN, Ming-Yu; DEVRIES, Andrea; BRENNAN, Braden; MARTIN, Bradley C. Risks for possible and probable opioid misuse among recipients of chronic opioid therapy in commercial and medicaid insurance plans: The TROUP Study. *Pain*, Baltimore, v. 150, n. 2, p. 332-339, ago. 2010.

BELSEY, J.; CROFT, P.; VAN DER HORST, H. E.; LITTLE, P.; SMITH, B. H.; WARDLE, J. Impact of antidepressants on the risk of falls and fractures in people aged 60 years and over: A systematic review and meta-analysis. *Psychological Medicine*, Cambridge, v. 40, n. 1, p. 1-17, 2010.

Referências teóricas utilizadas na construção do capítulo 5: O que a dor pode tirar de você?

BREIVIK, Harvard; COLLETT, Beverly; VENTAFRIDDA, Vittorio; COHEN, Rob; GALLACHER, Dereck. Survey of chronic pain in Europe: Prevalence, impact on daily life, and treatment. *European Journal of Pain*, Londres, v. 10, n. 4, p. 287-333, maio 2006.

TURK, Dennis C.; WILSON, Hilary D. Fear of pain as a prognostic factor in chronic pain: Conceptual models, assessment, and treatment implications. *Current Pain and Headache Reports*, Nova York, v. 14, n. 2, p. 88-95, abr. 2010.

LINTON, Steven J.; SHAW, William S. Impact of psychological factors in the experience of pain. *Physical Therapy*, Alexandria, v. 91, n. 5, p. 700-711, maio 2011.

BLYTH, Fiona M.; MARCH, Lyn M.; BRNABIC, Alan J. M.; COUSINS, Michael J. Chronic pain and frequent use of health care. *Pain*, Amsterdam, v. 111, n. 1-2, p. 51-58, set. 2004.

SMITH, B. H.; ELLIOTT, A. M.; HANNAFORD, P. C. Pain and subsequent disability and unemployment in primary care patients. *Pain*, Amsterdam, v. 107, n. 1-2, p. 201-209, 2004.

ECCLESTON, Christopher; CROMBEZ, Geert. Worry and chronic pain: A misdirected problem solving model. *Pain*, Amsterdam, v. 132, n. 3, p. 233-236, dez. 2007.

VON KORFF, Michael; DUNN, Kate M. Chronic pain reconsidered. *Pain*, Amsterdam, v. 138, n. 2, p. 267-276, ago. 2008.

KROENKE, Kurt; OUTCALT, Samantha; KREBS, Erin; BAIR, Matthew J.; WU, Jingwei; CHUMBLER, Neale; YU, Zhangsheng. Association between anxiety, health-related quality of life and functional impairment in primary care patients with chronic pain. *General Hospital Psychiatry*, New York, v. 35, n. 4, p. 359-365, jul.-ago. 2013.

GATCHEL, Robert J.; PENG, Yuan Bo; PETERS, Madelon L.; FUCHS, Perry N.; TURK, Dennis C. The biopsychosocial approach to chronic pain: Scientific advances and future directions. *Psychological Bulletin*, Washington, D.C., v. 133, n. 4, p. 581-624, jul. 2007.

NICHOLAS, Michael K.; MOLLOY, Allan R.; TONKIN, Lois E.; BEESTON, Lee. *Manage your pain: Practical and positive ways of adapting to chronic pain.* 1. ed. Sydney: ABC Books, 2012.

WADDELL, Gordon; BURTON, A. Kim. Occupational health guidelines for the management of low back pain at work: Evidence review. *Occupational Medicine*, Oxford, v. 51, n. 2, p. 124-135, 2001.

Referências teóricas utilizadas na construção do capítulo 6: O excesso de exames e de diagnósticos

Definição e impacto da dor crônica

INTERNATIONAL ASSOCIATION FOR THE STUDY OF PAIN (IASP). *Revised IASP definition of pain.* 2020. Disponível em: www.iasp-pain.org. Acesso em: 21 ago. 2024.

Excesso de exames e diagnósticos

BERWICK, Donald M.; HACKBARTH, Andrew D. Eliminating waste in US Health Care. *JAMA*, v. 307, n. 14, p. 1513-1516, abr. 2012.

WELCH, H. Gilbert; SCHWARTZ, Lisa M.; WOLOSHIN, Steven. *Overdiagnosed:* Making people sick in the pursuit of health. Boston: Beacon Press, 2011.

Incerteza diagnóstica na dor crônica

KATZ, Joel; MELZACK, Ronald. Measurement of pain. *Surgical Clinics of North America*, v. 79, n. 2, p. 231-252, abr. 1999.

WADDELL, Gordon. *The back pain revolution.* 2. ed. Philadelphia: Elsevier Health Sciences, 2004.

Pressão dos pacientes e incentivos financeiros

EMANUEL, Ezekiel J.; FUCHS, Victor R. The perfect storm of overutilization. *JAMA*, v. 299, n. 23, p. 2789-2791, jun. 2008.

Avanços tecnológicos e exames

VERGHESE, Abraham; SHAH, Nigam H.; HARRINGTON, Robert A. What this computer needs is a physician: Humanism and artificial intelligence. *JAMA*, v. 319, n. 1, p. 19-20, jan. 2018.

DEYO, Richard A.; MIRZA, Sohail K.; MARTIN, Brook I. Back pain prevalence and visit rates: Estimates from U.S. National Surveys, 2002. *Spine*, v. 31, n. 23, p. 2724-2727, nov. 2006.

Medo de processos judiciais

STUDDERT, David M.; MELLO, Michelle M.; SAGE, William M. et al. Defensive medicine among high-risk specialist physicians in a volatile malpractice environment. *JAMA*, v. 293, n. 21, p. 2609-2617, jun. 2005.

Consequências negativas do excesso de exames

DEYO, Richard A.; WEINSTEIN, James N. Low back pain. *New England Journal of Medicine*, v. 344, n. 5, p. 363-370, fev. 2001.

WELCH, H. G.; FISHER, E. S. Income and outcomes. *New England Journal of Medicine*, v. 340, n. 7, p. 560-563, 1999.

Ansiedade e estresse dos pacientes

VAN WIJK, Arjen J.; HOOGSTRATEN, Johan. Anxiety and pain during dental injections. *Journal of Dentistry*, v. 34, n. 9, p. 679-685, set. 2009.

KINMAN, Gail. Pressure points: A review of research on stressors and strains in UK academics. *Educational Psychology*, v. 21, n. 4, p. 473-492, 2001.

Custos financeiros dos exames

PORTER, Michael E.; KAPLAN, Robert S. How to pay for health care. *Harvard Business Review*, v. 94, n. 7-8, p. 88-98, jul.-ago. 2016.

SWENSEN, S. J.; JOHNSON, C. D.; LEO, M. C. Use of a diagnostic management team to improve quality and reduce costs in hypercalcemia management: Pilot study. *Journal of the American College of Radiology*, v. 8, n. 11, p. 799-804, 2011.

Sobrediagnóstico e sobretratamento

MOYNIHAN, Ray; DOUST, Jenny; HENRY, David. Preventing overdiagnosis: How to stop harming the healthy. *BMJ*, v. 344, e3502, maio 2012.

WELCH, H. Gilbert; BLACK, William C. Overdiagnosis in cancer. *JNCI: Journal of the National Cancer Institute*, v. 102, n. 9, p. 605-613, maio 2010.

Modelos de avaliação da dor

WADDELL, Gordon; NEWTON, Mary; HENDERSON, Ian; SOMERVILLE, Douglas; MAIN, Chris J. A Fear-Avoidance Beliefs Questionnaire (FABQ) and the role of fear-avoidance beliefs in chronic low back pain and disability. *Pain*, v. 52, n. 2, p. 157-168, fev. 1993.

TURK, Dennis C.; OKIFUJI, Akiko. Psychological factors in chronic pain: Evolution and revolution. *Journal of Consulting and Clinical Psychology*, v. 70, n. 3, p. 678, jun. 2002.

Tratamento integral e abordagem holística

ENGEL, George L. The need for a new medical model: A challenge for biomedicine. *Science*, v. 196, n. 4286, p. 129-136, abr. 1977.

GATCHEL, Robert J.; PENG, Yuan Bo; PETERS, Madelon L.; FUCHS, Perry N.; TURK, Dennis C. The biopsychosocial approach to chronic pain: Scientific advances and future directions. *Psychological Bulletin*, Washington, D.C., v. 133, n. 4, p. 581-624, jul. 2007.

Contraturas musculares e componentes emocionais

WOOLF, Clifford J.; SALTER, Michael W. Neuronal plasticity: Increasing the gain in pain. *Science*, v. 288, n. 5472, p. 1765-1769, jun. 2000.

SARNO, John E. *The mindbody prescription: Healing the body, healing the pain.* New York: Warner Books, 1998.

Referências teóricas utilizadas na construção do capítulo 7: O poder da fé no tratamento da dor

INTERNATIONAL ASSOCIATION FOR THE STUDY OF PAIN (IASP). *Definição e conceitos de dor*. Disponível em: www.iasp-pain.org. Acesso em: 20 ago. 2024.

INTERNATIONAL ASSOCIATION FOR THE STUDY OF PAIN (IASP). *Terminology*. Disponível em: www.iasp-pain.org/resources/terminology. Acesso em: 20 ago. 2024.

Estudos sobre meditação e percepção da dor

RESNICK, Barbara; BOLTZ, Marie; GALIK, Elizabeth; et al. The effects of spiritual meditation on chronic pain: A systematic review. *Pain Management Nursing*, v. 20, n. 5, p. 500-508, jun. 2019. Disponível em: https://doi.org/10.1016/j.pmn.2019.02.008. Acesso em: 21 ago. 2024.

Associação entre espiritualidade e capacidade de enfrentamento da dor

JOURNAL OF BEHAVIORAL MEDICINE. Spirituality and coping with chronic pain: A literature review. *Journal of Behavioral Me-*

dicine, v. 43, n. 1, p. 12-24, 2020. Disponível em: https://doi.org/10.1007/s10865-019-00083-8. Acesso em: 22 ago. 2024.

Neurobiologia da fé e espiritualidade

NEWBERG, Andrew B.; WALDMAN, Mark Robert. *How god changes your brain: Breakthrough findings from a leading neuroscientist.* New York: Ballantine Books, 2009.

Impacto da oração no cérebro e na percepção da dor

KOENIG, Harold G. Religion, spirituality, and health: The research and clinical implications. *ISRN Psychiatry*, n. 278730, dez. 2012.

Espiritualidade e saúde mental

PARGAMENT, Kenneth I. *Spiritually integrated psychotherapy: Understanding and addressing the sacred.* New York: The Guilford Press, 2013.

Evidências sobre a prática de oração e bem-estar

SCHJOEDT, Uffe; STODKILDE-JORGENSEN, Hans; GEERTZ, Armin W.; ROEPSTORFF, Andreas. Highly religious participants recruit areas of social cognition in personal prayer. *Social Cognitive and Affective Neuroscience*, v. 4, n. 2, p. 199-207, fev. 2009. Disponível em: https://doi.org/10.1093/scan/nsn050. Acesso em: 22 ago. 2024.

Revisão sobre fé, espiritualidade e bem-estar emocional em pacientes com dor crônica

GALL, Terry Lynn; GUIRGUIS-YOUNGER, Manal. Religious and spiritual coping: Current theory and research. *Journal of Adult Development*, v. 20, n. 1, p. 33-42, jan. 2013. Disponível em: https://doi.org/10.1007/s10804-012-9147-6. Acesso em: 22 ago. 2024.

Referências teóricas utilizadas na construção do capítulo 8: O poder do tratamento não medicamentoso contra a dor

Educação em saúde

BONAKDAR, Robert Alan. *Integrative pain management.* Oxford: Oxford University Press, 2016.

LOUW, Adriaan; DIENER, Ina; BUTLER, David S.; PUENTEDURA, Emilio J. The effect of neuroscience education on pain, disability, anxiety, and stress in chronic musculoskeletal pain: A systematic review of the literature. *The Journal of Manual & Manipulative Therapy*, v. 19, n. 3, p. 169-177, dez. 2011.

Alimentação anti-inflamatória

CALDER, Philip C. Omega-3 polyunsaturated fatty acids and inflammatory processes: Nutrition or pharmacology? *British Journal of Clinical Pharmacology*, v. 75, n. 3, p. 645-662, jul. 2012.

AGGARWAL, Bharat B.; SUNDARAM, Chitra; MALANI, Nikita; ICHIKAWA, Haruyo. Curcumin: The indian solid gold. *Advances in Experimental Medicine and Biology*, v. 595, p. 1-75, 2007.

GILL, Steven R.; POP, Mihai; DEBOY, Robert T.; ECKBURG, Paul B.; TURNBAUGH, Peter J.; SAMUEL, Buck S.; FRASER-LIGGETT, Claire M. Metagenomic analysis of the human distal gut microbiome. *Science*, v. 312, n. 5778, p. 1355-1359, jun. 2006.

Cuidados com o sono

FINAN, Patrick H.; GOODIN, Burel R.; SMITH, Michael T. The association of sleep and pain: An update and a path forward. *Journal of Pain*, v. 14, n. 12, p. 1539-1552, dez. 2013.

MORIN, Charles M.; BENCA, Ruth M. Chronic insomnia. *The Lancet*, v. 379, n. 9821, p. 1129-1141, mar. 2012.

Terapias físicas

HAYDEN, Jill A.; VAN TULDER, Maurits W.; MALMIVAARA, Antti; KOES, Bart W. Meta-analysis: Exercise therapy for non-specific low back pain. *Annals of Internal Medicine*, v. 142, n. 9, p. 765-775, maio 2005.

GENEEN, Louise J.; MOORE, R. Andrew; CLARKE, Clare; MARTIN, Denis; COLVIN, Lesley A.; SMITH, Blair H. Physical activity and exercise for chronic pain in adults: An overview of cochrane reviews. *Cochrane Database of Systematic Reviews*, abr. 2017.

Terapias cognitivo-comportamentais (TCC)

TURK, Dennis C.; GATCHEL, Robert J. *Psychological approaches to pain management: A practitioner's handbook.* Guilford Publications, 2018.

EHDE, Dawn M.; DILLWORTH, Tiara M.; TURNER, Judith A. Cognitive-behavioral therapy for individuals with chronic pain: Efficacy, innovations, and directions for research. *American Psychologist*, v. 69, n. 2, p. 153, fev.-mar. 2014.

Terapias complementares e alternativas

VICKERS, Andrew J.; CRONIN, Angel M.; MASCHINO, Alexandra C.; LEWITH, George; MACPHERSON, Hugh; FOSTER, Nadine E.; Acupuncture Trialists' Collaboration Clements. Acupuncture for chronic pain: Individual patient data meta-analysis. *Archives of Internal Medicine*, v. 172, n. 19, p. 1444-1453, out. 2012.

ERNST, Edzard. The safety of massage therapy. *Rheumatology* (Oxford), v. 42, n. 9, p. 1101-1106, out. 2003.

ZEIDAN, F.; GRANT, Joshua A.; BROWN, Christopher A.; MCHAFFIE, John G.; COGHILL, Robert C. Mindfulness meditation-related pain relief: Evidence for unique brain mechanisms in the regulation of pain. *Neuroscience Letters*, v. 520, n. 2, p. 165-173, abr. 2012.

LYTLE, Jamie; MWATHA, Catherine; DAVIS, K. Karen. Effect of lavender aromatherapy on vital signs and perceived quality of sleep in the intermediate care unit: A pilot study. *American Journal of Critical Care*, v. 23, n. 1, p. 24-29, jan. 2014.

Chás e aromaterapia

PERRY, Nicolette; PERRY, Elaine. Aromatherapy in the management of psychiatric disorders: Clinical and neuropharmacological perspectives. *CNS Drugs*, v. 20, n. 4, p. 257-280, 2006.

SRIVASTAVA, Janmejai K.; SHANKAR, Eswar; GUPTA, Sanjay. Chamomile: A herbal medicine of the past with bright future. *Molecular Medicine Reports*, v. 3, n. 6, p. 895-901, nov. 2010.

Referências teóricas utilizadas na construção do capítulo 9: Medicamentos são importantes no tratamento. Entenda como agem

Antidepressivos no tratamento da dor crônica

BRILEY, M.; LÉPINE, J. P. The neuropsychopharmacology of depression. *International Clinical Psychopharmacology*, v. 15, n. S1, p. S3-S12, 2000.

SAARTO, Tiina; WIFFEN, Philip J. Antidepressants for neuropathic pain. *Cochrane Database of Systematic Reviews*, n. 10, out. 2007. Acesso em: 22 ago. 2024.

Anticonvulsivantes no controle da dor neuropática

WIFFEN, Philip J.; DERRY, Sheena; BELL, R. F.; RICE, A. S. C. Gabapentin for chronic neuropathic pain in adults. *Cochrane Database of Systematic Reviews*, n. 6, jun. 2017.

MOORE, R. Andrew; WIFFEN, Philip J.; DERRY, Sheena; TOELLE, T.; RICE, A. S. C. Gabapentin for chronic neuropathic pain and fibromyalgia in adults. *Cochrane Database of Systematic Reviews*, n. 4, mar. 2011.

Uso de opioides para dor crônica moderada a severa

CHOU, Roger; FANCIULLO, Gilbert J.; FINE, Perry G.; ADLER, Jeremy A.; BALLANTYNE, Jane C.; DAVIES, Pamela; MIASKOWSKI, Christine. Clinical guidelines for the use of chronic opioid therapy in chronic noncancer pain. *The Journal of Pain*, v. 10, n. 2, p. 113-130, fev. 2009.

NOBLE, Meredith; TREADWELL, Jonathan R.; TREGEAR, Stephen J.; COATES, Vivian H.; WIFFEN, Philip J.; AKAFOMO, Clarisse; SCHOELLES, Karen M. Long-term opioid management for chronic noncancer pain. *Cochrane Database of Systematic Reviews*, n. 1, jan. 2010.

Canabidiol (CBD) e sua eficácia no tratamento da dor crônica

PHILPOTT, Holly T.; O'BRIEN, Melissa; MCDOUGALL, Jason J. Attenuation of early phase inflammation by cannabidiol prevents pain and nerve damage in rat osteoarthritis. *Pain*, v. 158, n. 12, p. 2442-2451, set. 2017.

HÄUSER, Winfried; PETZKE, Frank; FITZCHARLES, M. A. Efficacy, tolerability and safety of cannabis-based medicines for chronic pain management: An overview of systematic reviews. *European Journal of Pain*, v. 22, n. 3, p. 455-470, out. 2017.

Protocolo de Escada Analgésica da Organização Mundial de Saúde

WORLD HEALTH ORGANIZATION. *Cancer pain relief*: with a guide to opioid availability. 2. ed. Geneva: WHO, 1996.

CARACENI, Augusto; HANKS, Geoffrey; KAASA, Stein; BENNETT, Michael I.; BRUNELLI, Cinzia; CHERNY, Nathan; ZUURMOND, W. Use of opioid analgesics in the treatment of cancer pain: Evidence-based recommendations from the EAPC. *The Lancet Oncology*, v. 13, n. 2, p. e58-e68, fev. 2012.

Fisiopatologia da dor crônica e abordagens farmacológicas

WOOLF, Clifford J. Central sensitization: Implications for the diagnosis and treatment of pain. *Pain*, v. 152, n. 3, p. S2-S15, out. 2010.

SCHOLZ, Joachim; WOOLF, Clifford J. Can we conquer pain? *Nature Neuroscience*, v. 5, n. 10, p. 1062-1067, dez. 2002.

Abordagens interdisciplinares no manejo da dor

GATCHEL, Robert J.; PENG, Yuan Bo; PETERS, Madelon L.; FUCHS, Perry N.; TURK, Dennis C. The biopsychosocial approach to chronic pain: Scientific advances and future directions. *Psychological Bulletin*, Washington, D.C., v. 133, n. 4, p. 581, jul. 2007.

STANOS, Steven. Focused review of interdisciplinary pain rehabilitation programs for chronic pain management. *Current Pain and Headache Reports*, v. 16, p. 147-152, mar. 2012.

Referências teóricas utilizadas na construção do capítulo 10: Tratamentos avançados para o alívio da dor

Botulinum Toxin - **Toxina Botulínica ou Botox®**

DODICK, David W.; TURKEL, Catherine C.; DEGRYSE, Ronald E.; AURORA, Sheena K.; SILBERSTEIN, Stephen D.; LIPTON, Richard B.; DIENER, Hans-Christoph. OnabotulinumtoxinA for treatment of chronic migraine: Pooled results from the double-blind, randomized, placebo-controlled phases of the PREEMPT clinical program. *Headache: The Journal of Head and Face Pain*, v. 50, n. 6, p. 921-936, jun. 2010.

GAZERANI, P.; ASHINA, M. Prophylactic treatment of migraine with onabotulinumtoxinA: A review of the literature. *Journal of Molecular Neuroscience*, v. 49, n. 3, p. 529-534, 2013.

Nerve Blocks **- Bloqueio de nervos**

DEER, T. R. et al. The appropriate use of neurostimulation of the spinal cord and peripheral nervous system for the treatment of chronic pain and ischemic diseases: the Neuromodulation Appropriateness Consensus Committee. *Neuromodulation: Technology at the Neural Interface*, v. 21, n. 1, p. 1-10, ago. 2014.

NAROUZE, Samer. Ultrasound-guided interventional procedures in pain management: Principles and practical implementation. *Regional Anesthesia and Pain Medicine*, v. 36, n. 1, p. 7-20, mar. 2010.

Radiofrequency - Radiofrequência ou rizotomia

VAN ZUNDERT, Jan; PATIJN, J.; KESSELS, Alfons; LAMÉ, I.; VAN SUIJLEKOM, H. A.; VAN KLEEF, Maarten. Pulsed radiofrequency for chronic major joint pain: A preliminary report. *Pain Medicine*, v. 8, n. 3, p. 288-296, jan. 2005.

VALLEJO, R.; BENYAMIN, R. M.; KRAMER, J.; SCHULTZ, D. M. Pulsed radiofrequency procedures and the treatment of chronic pain. *Pain Physician*, v. 9, n. 3, p. 361-378, 2006.

Spinal Cord Stimulation (SCS) - Eletrodos medulares

NORTH, Richard B.; KIDD, David H.; FARROHKI, Farrokh M.; PIANTADOSI, Steven A. Spinal cord stimulation versus repeated lumbosacral spine surgery for chronic pain: A randomized, controlled trial. *Neurosurgery*, v. 56, n. 1, p. 98-106, jan. 2005.

DEER, T. R. et al. The appropriate use of neurostimulation of the spinal cord and peripheral nervous system for the treatment of chronic pain and ischemic diseases: the Neuromodulation Appropriateness Consensus Committee. *Neuromodulation: Technology at the Neural Interface*, v. 21, n. 1, p. 1-10, ago. 2014.

Shockwave Therapy **- Terapias de ondas de choque/ medicina regenerativa**

WANG, Ching-Jen. Extracorporeal shockwave therapy in musculoskeletal disorders. *Journal of Orthopaedic Surgery and Research*, v. 7, n. 1, p. 1-8, mar. 2012.

SPEED, Cathy. A systematic review of shockwave therapies in soft tissue conditions: Focusing on the evidence. *British Journal of Sports Medicine*, v. 48, n. 21, p. 1538-1542, ago. 2013.

Referências teóricas utilizadas na construção do capítulo 11: O poder do hábito para o sucesso do tratamento da dor crônica

Definição de dor crônica

MERSKEY, Harold; BOGDUK, Nikolai. *Classification of chronic pain: Descriptions of chronic pain syndromes and definitions of pain terms.* Seattle: IASP Press, 1994.

Plasticidade neural e dor crônica

APKARIAN, A. Vania; BALIKI, Marwan N.; GEHA, Paul Y. Towards a theory of chronic pain. *Prog Neurobiol*, Oxford, v. 87, n. 2, p. 81-97, fev. 2009.

FLOR, Herta. Psychological pain interventions and neuroplasticity: Mechanisms, models, and future directions. *Pain*, v. 155, n. 2, p. 192-196, fev. 2014.

Formação de hábitos e plasticidade neural

DUHIGG, Charles. *The power of habit: Why we do what we do in life and business.* Random House, 2012.

HEBB, Donald O. *The organization of behavior: A neuropsychological theory.* New York: Wiley, 1949.

Loop do hábito (Deixa, Rotina, Recompensa)

WOOD, W. & NEAL, D. T. (2007). A new look at habits and the habit-goal interface. *Psychological Review*, 114(4), 843-863.

Persistência na formação de novos hábitos

LALLY, Phillippa; VAN JAARSVELD, Cornelia H. M.; POTTS, Henry W. W.; WARDLE, Jane. How are habits formed: Modelling habit formation in the real world. *European Journal of Social Psychology*, v. 40, n. 6, p. 998-1009, out. 2010.

Impacto do exercício físico na dor crônica

HAYDEN, Jill A.; VAN TULDER, Maurits W.; MALMIVAARA, Antti; KOES, Bart W. Meta-analysis: Exercise therapy for nonspecific low back pain. *Annals of Internal Medicine*, v. 142, n. 9, p. 765-775, maio 2005.

GENEEN, Louise J.; MOORE, R. Andrew; CLARKE, Clare; MARTIN, Denis; COLVIN, Lesley A.; SMITH, Blair H. Physical activity and exercise for chronic pain in adults: An overview of cochrane reviews. *Cochrane Database of Systematic Reviews*, n. 4, jan. 2017.

Técnicas de relaxamento e meditação na gestão da dor crônica

CHIESA, Alberto; SERRETTI, Alessandro. A systematic review of neurobiological and clinical features of mindfulness meditations. *Psychological Medicine*, v. 40, n. 8, p. 1239-1252, dez. 2010.

ZEIDAN, F.; GRANT, Joshua A.; BROWN, Christopher A.; MCHAFFIE, John G.; COGHILL, Robert C. Mindfulness meditation-related pain relief: Evidence for unique brain mechanisms in the regulation of pain. *Neuroscience Letters*, v. 520, n. 2, p. 165-173, abr. 2012.

Qualidade do sono e dor crônica

FINAN, Patrick H.; GOODIN, Burel R.; SMITH, Michael T. The association of sleep and pain: An update and a path forward. *Journal of Pain*, v. 14, n. 12, p. 1539-1552, dez. 2013.

TANG, Nicole K. L.; SANBORN, Adam N. Better quality sleep promotes daytime physical activity in patients with chronic pain? A multilevel analysis of the within-person relationship. *PLoS One*, v. 9, n. 3, p. e92158, mar. 2014.

Alimentação saudável e dor crônica

MAROON, Joseph Charles; BOST, Jeffrey W. Omega-3 fatty acids (fish oil) as an anti-inflammatory: An alternative to nonsteroidal anti-inflammatory drugs for discogenic pain. *Surgical Neurology*, v. 65, n. 4, p. 326-331, abr. 2006.

HOLTON, Kathleen F.; TAREN, Douglas L.; THOMSON, Cynthia A.; BENNETT, Robert Martin; JONES, Kim Dupree. The effect of dietary glutamate on fibromyalgia and irritable bowel symptoms. *Clinical and Experimental Rheumatology*, v. 30, n. 6 Suppl 74, p. 10-17, jul. 2012.

Gerenciamento emocional e dor crônica

TURK, Dennis C.; OKIFUJI, Akiko. Psychological factors in chronic pain: Evolution and revolution. *Journal of Consulting and Clinical Psychology*, v. 70, n. 3, p. 678, jun. 2002.

GATCHEL, Robert J.; PENG, Yuan Bo; PETERS, Madelon L.; FUCHS, Perry N.; TURK, Dennis C. The biopsychosocial approach to chronic pain: Scientific advances and future directions. *Psychological Bulletin*, Washington, D.C., v. 133, n. 4, p. 581-624, jul. 2007.

Apoio social no tratamento da dor crônica

KEEFE, Francis J.; PORTER, Logan S.; SOMERS, Tamara J.; SHELBY, R. A.; WREN, A. V. Psychosocial interventions for managing pain in older adults: Outcomes and clinical implications. *British Journal of Anaesthesia*, v. 111, n. 1, p. 89-94, jul. 2013.

MARTIRE, Lynn M.; SCHULZ, Richard. Involving family in psychosocial interventions for chronic illness. *Current Directions in Psychological Science*, v. 16, n. 2, p. 90-94, 2007.

Estabelecimento de metas e adesão ao tratamento

LOCKE, Edwin A.; LATHAM, Gary P. Building a practically useful theory of goal setting and task motivation: A 35-year odyssey. *American Psychologist*, v. 57, n. 9, p. 705-717, set. 2002.

WILLIAMS, Geoffrey C.; FREEDMAN, Zachary R.; DECI, Edward L. Supporting autonomy to motivate patients with diabetes for glucose control. *Diabetes Care*, v. 21, n. 10, p. 1644-1651, out. 1998.